黄金昶

肿瘤针灸诊疗指南

黄金昶　张巧丽　姜欣　徐竞男　田叶红◎著

全国百佳图书出版单位

中国中医药出版社

·北京·

图书在版编目（CIP）数据

黄金昶肿瘤针灸诊疗指南 / 黄金昶等著 .—北京：
中国中医药出版社，2021.8（2023.5 重印）
ISBN 978 – 7 – 5132 – 7038 – 0

Ⅰ . ①黄… Ⅱ . ①黄… Ⅲ . ①肿瘤—针灸疗法—指南
Ⅳ . ① R246.5–62

中国版本图书馆 CIP 数据核字（2021）第 120798 号

中国中医药出版社出版

北京经济技术开发区科创十三街 31 号院二区 8 号楼
邮政编码　100176
传真　010-64405721
山东润声印务有限公司印刷
各地新华书店经销

开本 710×1000　1/16　印张 12.5　字数 165 千字
2021 年 8 月第 1 版　2023 年 5 月第 2 次印刷
书号　ISBN 978 – 7 – 5132 – 7038 – 0

定价　58.00 元
网址　www.cptcm.com

服 务 热 线　010-64405510
购 书 热 线　010-89535836
维 权 打 假　010-64405753

微信服务号　zgzyycbs
微商城网址　https://kdt.im/LIdUGr
官 方 微 博　http://e.weibo.com/cptcm
天猫旗舰店网址　https://zgzyycbs.tmall.com

如有印装质量问题请与本社出版部联系（010-64405510）

作者简介

黄金昶，男。北京中医药大学学术委员会委员、针灸肿瘤研究所所长；主任医师、教授、博士研究生导师、博士后合作导师；北京中医药大学第三临床医学院针灸微创肿瘤科主任。兼任中华中医药学会肿瘤创新共同体主席、世界中医药学会联合会肿瘤外治法专业委员会与经皮给药专业委员会副会长；《中国针灸》《中国临床医生》杂志编委等职。

作者是国内外针灸肿瘤研究先行者，在针灸治疗肿瘤及其并发症方面有许多原创性工作，提出"病灶靶向性治疗针刺干预肿瘤微环境抑瘤"理念，首先用药代动力学证实针刺增加肿瘤局部药物浓度提高化疗疗效、用光声成像术证实针刺促血管正常化、用单细胞测序证实艾灸防护化疗骨髓抑制机制等。重点研究针刺配合新辅助化疗解决低位直肠癌保肛控便、艾灸改善肿瘤患者基础免疫等国际难题，已取得阶段性成果。

其艾灸升白、药灸神阙治疗腹水、脐贴治疗化疗恶心呕吐等技术被肿瘤界同仁广泛认同、肿瘤患者普遍应用。

代表著作：《黄金昶中医肿瘤辨治十讲》《黄金昶肿瘤专科二十年心得》《黄金昶中医肿瘤外治心悟》《黄金昶中西医结合肿瘤思辨实录》《黄金昶肿瘤并发症诊治发微》。

内容提要

本书分为肿瘤总论篇、肿瘤各论篇、肿瘤并发症篇、放化疗不良反应篇四部分，为系统介绍针灸治疗肿瘤及其并发症的著作，也是作者20余年针灸肿瘤临床经验系统总结。创新与实用是本书鲜明特点，创新贯穿本书每一章节。本书融入了针灸肿瘤理论深度思考、创新疗法来龙去脉与实践；实用体现在书中每一个知识点、每一个治疗手段，因其皆有基础理论知识支撑，临证验之高效、速效。本书内容涵盖了肿瘤学常见肿瘤与症状的针灸治疗方案，方案不仅包括针灸，还包括拔罐、刮痧、穴位贴敷、姿势调整及饮食生活指导等，体现出全方位、多角度、多手段整合治疗的特点。本书充分体现"立足前沿、创新引领；突出原创、效验实用"。

本书可供肿瘤界同仁、中医药院校与西医院校师生、中医爱好者、肿瘤患者及家属阅读参考。

近年来，一些同道或师长建议我写一本针灸治疗肿瘤的专著，我也有此意，便早早拟好《黄金昶肿瘤针灸诊疗指南》一书目录。缘由 2015 年 8 月离开中日友好医院到北京中医药大学第三附属医院组建针灸微创肿瘤科，全部精力用在科室医生针灸肿瘤业务提升、病房筹建、研究生培养及科研工作等，一直未有闲暇时间来撰写此书。

庚子年年初新冠肺炎肆虐，科室诊务大受影响，此时暂有多余时间，我迅速把目录重新整理，分发给科室医生，让他们根据科室积攒的经验撰写，最后我来汇总、修改、补充、完善，终于在辛丑年正月初八完成书稿。该书了却我一个多年心愿——尽快为肿瘤工作者或中医工作者提供针灸治疗肿瘤经验的夙愿。

面对肿瘤高发病率、高死亡率的残酷数字，每个医务工作者都不能独善其身，其家属或朋友中必定有人遭受过肿瘤的折磨，也会有人因病致贫。医学界已经认识到单纯西医学诊治肿瘤存在诸多不足与局限，许多肿瘤的疗效也不尽如人意。因此全球掀起了探寻中医药治疗肿瘤的热潮，就连科技领先的美国也是如此。NCI（美国国立癌症研究所）补充与替代医学办公室与 NCCIH（美国国家补充与替代医学中心）近些年来资助了一些肿瘤针灸研究项目，并取得了一定的成绩。目前美国肿瘤针灸研究如火如荼，2017年10月美国国会讨论了针灸与整脊疗法治疗疼痛，重点是癌痛，掀起了针灸治疗癌痛的新篇章。2017年11月在线在 *Journal of the National Cancer Institute Monographs* 发表了题为 "The National Cancer Institute's Conference on Acupuncture for Symptom Management in Oncology: State of the Science, Evidence, and Research Gaps" 的文章，内容涉及了针灸治疗癌症相关证候的生物学机制、安全性、临床研究的方方面面，推动了各大医院建立肿瘤针灸科室、在院外建立针灸辅助治疗癌症的专科诊所的进程。2019年2月NIH下属机构NCI&NCCIH组织了题为 "Translating Fundamental Science of Acupuncture into Clinical Practice: for Cancer Symptom Management, Pain, and Substance Abuse" 的学术会议。2019年4月NCI与北京中医药大学承办了 "2019中美肿瘤学前沿双边论坛"。MD安德森癌症中心定期召开替代医疗研讨会，探寻替代医疗治疗癌症经验。不仅政府机构与大型医院给予针灸肿瘤工作支持，民间组织如全美中医药学会、美国中药总联盟、美国中医治疗针灸联盟等也非常关注中医治疗肿瘤尤其针灸治疗肿瘤工作，全美中医药学会第五届年会（2019年10月，洛杉矶）专门设立肿瘤专场，邀请国内肿瘤专家前去授课交流。中美之间不论政府还是民间，有关中医治疗肿瘤的交流互动日益增多。

与美国针灸肿瘤火热形势形成鲜明对比的是，作为针灸发源国的中国，采用针灸治疗肿瘤人员寥寥无几，针灸治疗肿瘤的研究热情欠缺。究其主要原因是我国中医治疗肿瘤的前贤几乎全是采用中药治疗，从事中医治疗肿瘤的医务人员不擅长用针灸解决肿瘤相关疑难问题，给人的印象是治疗肿瘤可以吃中药，针灸科很难见到肿瘤患者。

我虽非针灸专业，但比较喜欢针灸，在中日友好医院学习、工作的 20 年是我采用针灸治疗肿瘤学术观点产生、发展、成熟最重要的黄金 20 年。在这 20 年间，我有幸接触了大量手术、放化疗患者，并用针灸解决了肿瘤的许多难题。我的学术观点形成可分几个阶段：2002 年前为用针灸治疗化疗导致的呕吐、腹水等学术萌芽期；2003 ～ 2009 年为治疗癌痛、粒细胞缺乏症、血小板减少症、食欲减退、心包积液、脑水肿等学术发展期；2010 ～ 2013 年为提出定位疏剿抑瘤法、胸水针法等学术成熟期；如今探讨围刺（peritumoral-acupuncture）干预肿瘤微环境促血管正常化理论体系构建及低位直肠癌保肛控便研究深入完善期，先后发表了 50 余篇针灸治疗肿瘤及其并发症的系列文章，引起国内外同道的高度关注，而且艾灸升白、艾灸治疗腹水技术已经被国内肿瘤患者广泛认同，取得了很好的社会效益。

解决肿瘤疑难并发症的重要性远不如攻克肿瘤本身，针灸在攻克肿瘤中发挥的作用是决定其能否进入主流医学的关键。常言道"打蛇打七寸"，针灸治疗肿瘤的优势就是干预肿瘤微环境，在肿瘤周围针刺可以做到西医学擅长的病灶靶向治疗，其局部作用强度远大于中药口服，且容易客观化、标准化、国际化，较西医学能更系统、客观、多因素、多变量、多层次地研究免疫细胞、基质细胞、癌细胞之间的交互作用。我们的临床亦证实，瘤周围刺可以有效抑瘤，联合化疗可增效减毒。基础研究发现，针刺调控肿瘤微环境既能促进肿瘤神经新生、促 p75NTR 表达抑制肿瘤生长；也可通过内皮细胞丙酮酸代谢显著促肿瘤血管正常化，提高肿瘤组织药物浓度，其促血管正常化作用优于贝伐珠单抗。与肿瘤微环境最密切的莫过于骨髓免疫微环境。肿瘤微环境中诸多免疫细胞来自骨髓，肿瘤细胞也会刺激骨髓髓样免疫抑制细胞产生、迁移、汇集到肿瘤组织协助肿瘤生长转移。如何改善肿瘤患者的基础免疫、促进髓样免疫细胞成熟是肿瘤免疫研究的热点与难点，艾灸恰恰在改善骨髓微环境方面具有明显优势，不仅可以迅速提升淋巴细胞与粒细胞数目，还可以促进粒细胞成熟释放，很好地解决这个国际难题，并有可能找出核心靶点，协助研发相关新药。

与肿瘤细胞最密切的是肿瘤微环境与骨髓微环境，针刺靶向肿瘤微环境与艾灸，可改善骨髓免疫微环境，弥补了西医学相关领域研究的不足，其作用也是其他传统疗法不可替代的。针灸干预肿瘤微环境具有系统、全面、显效、可重复与利于推广的独特优势，必将是针灸治疗肿瘤的关键突破口，也必将成为针灸新的研究热点。

今年是国家"十四五"开局之年。"十四五"主调之一是"科技创新"，如何将针灸干预肿瘤微环境概念密切联系临床，解决肿瘤研究的难题是当务之急。我们将针灸干预肿瘤微环境研究定位在低位直肠癌保肛控便这一具有挑战性国际难题。低位直肠癌保肛控便是患者迫切需要解决的"肛"需，也是胃肠外科医生颇为棘手的难题。具备保肛条件的患者"保肛"并不难，如何让不具备保肛条件的患者成功保肛是难点，我们针刺联合化疗可以让部分ⅢA～ⅢC期超低位直肠癌患者保肛成功，避免了新辅助放疗带来的诸多不可逆副反应。针刺为低位直肠癌需要保肛患者提供了关键、有效的创新技术。

治疗低位直肠癌的另一个难点是保肛后"控便"。正因为不能很好解决"控便"难题，在直肠癌的诊疗领域，对于低位局部进展期直肠癌接受术前放化疗/单纯化疗后达到cCR（临床完全缓解）者，许多医生建议采取"等待观察"策略代替传统的根治性手术。正因为不能迅速有效地解决"控便"问题，许多医生不愿做保肛手术，许多患者后悔做了保肛手术。对于"控便"这个难题，针刺可以轻而易举地解决。首先针刺可直接作用到肠壁，刺激肠神经系统（enteric nervous system，ENS），让肠道自主规律地运动。同时针刺刺激四对骶神经，可使其迅速生长，尽快为肠神经系统与脊髓神经建立联系，让大脑有意识控制大便。临证往往针刺一次，控便问题就能缓解 1/4 ～ 1/3，不仅能减少排便次数，还可以解决大便干稀不调的窘况。针刺是控便独一无二、高效、创新的治疗技术。针刺联合低位直肠癌新辅助化疗将为全球直肠癌患者保肛、控便创造条件，贡献中医智慧。

仔细分析美国针灸治疗肿瘤同道的研究内容就会发现，其主要集中在癌痛（简单的疼痛）、放疗引起的口干、乳腺癌术后潮热与上肢肿胀、情绪障碍、癌因性疲乏、下肢水肿、化疗导致的恶心呕吐、手足综合征等的循证医学研究，仅仅局限于补充替代领域，且这些症状也多是传统针灸领域所擅长的，而肿瘤患者特有的并发症如胸腹水，放化疗不良反应如骨髓抑制、放疗会阴痛等绝大多数没有涉及。这些研究的内容与欧美人的思维方式有关，即只接受先期有较为成熟资料支持的治疗方案。美国患者容易接受普通针刺治疗，不愿接受艾灸、刺络拔罐等治疗，这便限制了美国针灸治疗肿瘤研究的进展。

与美国针灸治疗肿瘤研究环境相比较，国人对针灸的认同度很高，针灸治疗手段多样，政府对中医药事业的支持与中医药产业的发展，为针灸治疗肿瘤创造了良好条件。我们团队感悟圣贤经典理论、吸收肿瘤学前沿观点与疗法，加之锲而不舍的精神，临证—读书思考—再临证—再思考，慎思明辨，反复实践，凝练理论内涵，发皇古义，推演新知，让我们在针灸治疗肿瘤诸多研究领域产生了新见解、新疗法。我们的针灸治疗肿瘤研究涉及肿瘤的方方面面，如抑瘤、联合化疗增效、治疗肿瘤并发症及放化疗不良反应等，最重要的是疗效显著。我们的工作引起了国际权威癌症机构与医院如 NCI、MD 安德森癌症中心相关学者的关注。他们前来参观交流，并邀我前去 NCI、全美中医药学会、澳洲西悉尼大学、新加坡中华医学会等十余个机构交流与授课。

为提高中医药学人对针灸治疗肿瘤的认识，提高全球中医从业者针灸肿瘤水平，并致力于与全球同道攻克癌症及其并发症难题，我联合弟子撰写了《黄金昶肿瘤针灸诊疗指南》一书献予同道。

本书的鲜明特点主要体现在以下两个方面。

一是立足前沿，创新引领。

针灸治疗肿瘤研究不能仅仅用西医学最新指标来验证针灸是否有效，而应注重用针灸的方法解决肿瘤前沿研究的难点或痛点，可与西医学互补互动，提高中医药对肿瘤研究的贡献率，以获得一定的国际学术影响力。

近年来，免疫学是肿瘤研究的热点、焦点，研究主要集中在免疫检测点抑制剂超进展现象与不良反应处理，聚焦点是免疫检测点抑制剂，对肿瘤患者基础免疫研究则存在短板。而基础免疫恰恰是免疫效应的核心关键点之一。基础免疫与骨髓免疫微环境息息相关。我们的研究发现，艾灸在改善骨髓免疫微环境中发挥着重要作用，如能深入研究艾灸改善骨髓免疫微环境的作用及创新机制则有望引领基础免疫的发展。

肿瘤血管正常化是肿瘤研究的热点之一。抗血管生成药物主要是单靶点或多靶点药物，不仅不良反应较多，且容易耐药。我们的研究发现，瘤周电针围刺（peritumoral electro-acupuncture）具有促进血管正常化的作用，无论在强度还是维持时间方面均优于贝伐珠单抗。它是通过干预肿瘤微环境的免疫细胞、基质细胞、癌细胞的系统作用的结果，如能从系统的细胞互作角度认识针刺促血管正常化的机制，则极有可能找出促血管正常化的新靶点。

结直肠癌的发病率在全球恶性肿瘤发病率中居第三位，是恶性肿瘤死亡的第二位。约 1/4 的大肠癌患者为低位直肠癌。低位直肠癌保肛、控便是大肠癌研究的难点。我们的临床证实，针刺可有效解决低位直肠癌保肛、控便的难题，是解除低位直肠癌患者疾苦与诉求的"民生工程"。

"需求"是"创新"的方向，"创新"引领学科发展。本书囊括了常见肿瘤及其并发症，每个章节中许多观点与技术为源头创新，本书为针灸肿瘤学科发展提供了必要条件。

二是突出原创，效验实用。

在古代，肿瘤发病率很低，尽管《灵枢》《针灸大成》《外科正宗》《厘正按摩要术》等著作中有关于针灸治疗"瘤""癥瘕""瘰疬""痰核"等论述，但缺乏具体的实施方案，真正能指导临床者甚少。肿瘤可发生在脏腑、经络、皮肤、筋膜等，部位不同、病理有别，且症状错综复杂，辨治迥异。仅肿瘤并发症，便可见各种症状，如发热、咳嗽、腹泻、便秘、少尿、心悸等，其难治程度远超各科证治。加之多见肿瘤独有症状，如恶性胸腹水、癌性疼痛、放疗会阴痛等，故先贤未有诊疗经验可资借鉴。

先贤的针灸资料浩如烟海，如何抽丝剥茧、甄选、验证其对肿瘤相关症状的疗效？肿瘤独有症状如何通过针灸破解？如何抑瘤？各脏腑抑瘤手段是否相同？许许多多肿瘤的相关问题需要认识、验证。

"心存善念，行则久远""天道酬勤，自强不息"，经过 20 余年的反复思考、验证、推广，我们团队对常见肿瘤及其并发症形成了系统、高效的诊疗经验与可推广诊疗方案。这些原创性理论与疗法系中医药学原创性思维与肿瘤学核心理论相融合提炼而成。如"瘤周火针围刺抑瘤"概念的提出，融合了《灵枢·官针》中"扬刺"、《灵枢·经筋》"治在燔针劫刺……以痛为腧"中"以痛为腧"的概念和"肿瘤微环境与肿瘤细胞相互作用"理论。"瘤周火针围刺抑瘤"既要考虑普适性，也要考虑独特性。同样是瘤周围刺抑瘤，"脏"之肿瘤火针围刺即可；而"腑"之肿瘤当先瘤周局部针刺松解，之后火针围刺才会有效，此蕴含着"五脏藏而不泻、六腑泻而不藏"理论，并证实了其科学内涵。

中医学原创性基本思维方式结合西方的逻辑推理，让创新的理论更严谨、客观，疗法更精准、更便于推广，如针灸治疗骨髓抑制、乳腺癌术后上肢肿胀与食管癌哽噎等，起效快，疗效好，屡试不爽。

本书每个章节之后皆有饮食生活调护指导，这些是在中医基本理论与对病理、影像学等中医辨证基础上，反复求证大量相关患者得出的。人们已经认识到肠道菌群与肿瘤免疫密切相关，饮食生活不合理是造成肿瘤的主要因素，也是肿瘤复发、转移的重要诱因，肿瘤患者需要建立科学、合理的饮食生活习惯。本书饮食生活习惯有很强的指导意义，不能忽视。

每门学科的发展进步，是将疗效肯定的理论或技术进行规范标准、探讨其机理作为首要任务。本书仅是个人经验总结，需要联合同道对针灸治疗肿瘤的临床优势病种进行顶层设计，以高质量、高级别的循证数据取得中医、西医、国内、国外共识的疗效，为肿瘤的治疗贡献中医力量。对基础研究必须重视现象、机制与应用三位一体科学诠释，丰富肿瘤学的理论体系。

在当今肿瘤学知识快速发展的时代，我们的针灸治疗肿瘤亦应加强创新发展，在部分领域做出我主人随的优势与特色。

黄金昶

2021 年 2 月 20 日

于北京中医药大学针灸肿瘤研究所

目 录
CONTENTS

肿瘤总论篇

肿瘤各论篇

肿瘤并发症篇

肿瘤总论篇

第一章 肿瘤病因病机辨治新解

中国古代文献和中医典籍中有一些关于肿瘤的记载，远在殷墟甲骨文中就有"瘤"字病名，但是几千年来对肿瘤缺乏系统辨治认识。近年来恶性肿瘤发病率、死亡率持续居高不下，是严重威胁人类健康的疾病之一。西医学对许多肿瘤的发病因素不甚明了，这就为肿瘤预防带来许多困难；中医对各肿瘤的病因病机认识若不到位，中医药诊治肿瘤疗效就会大打折扣。事实上，西医学所关心肿瘤的诱因和中医的病因并不矛盾。西医看到的多是具体的诱因，如吸烟、烫食、红肉等；而中医善于把这些诱因按中医病因归类，如把吸烟、烫食、熏烤列为热邪等；西医学看的是每个具体的点，中医学看的是线或面。相对而言，中医的病因对肿瘤的预防更有指导意义。从中医学的角度看，肿瘤病总体上属于邪实正虚，其病因病机不外寒、热、痰、湿、气滞、血瘀等。

一、寒邪致病

肿瘤的发生与寒邪密切相关，战国时期的《内经》就有论述，《灵枢·水胀第五十七》说"肠覃何如？岐伯曰：寒气客于肠外，与卫气相搏，气不得荣，因有所系，癖而内着，恶气乃起，息肉乃生。其始生也，大如鸡卵，稍以益大，至其成，如怀子之状，久者离岁，按之则坚，推之则移，月事以时下，此其候也"，强调肠道肿瘤多为寒邪引起。东汉医圣张仲景也特别强调寒邪致病，著《伤寒杂病论》，题意很明确，外感和杂病多源于寒邪。西晋太医令王叔和，将原书的伤寒部分整理成册，名为《伤寒论》，宋代林亿等校订，把论述杂病和治疗妇人病的部分整理编成《金匮要略》，此实乃不懂张仲景本意。有人会说全球变暖，寒邪渐少，哪来如此多寒邪。君不见冰箱、空调进入普通家庭，正常之物变成寒凉之品多在顷刻之间，人们喜饮冷，多用冷水冲澡、空调制冷，少穿衣以显美丽线条，夏天有人嫌性属寒凉的啤酒不够痛快，要喝冰啤酒，殊不知图一时之快的同时埋下病根。目前过敏性鼻炎患者极多，多与饮冷有关。《难经·四十九难》云"形寒饮冷伤肺"，就是说穿衣少、形体寒（外寒）与过饮冷食（内寒）等容易伤及肺脏。肺开窍于鼻，鼻炎与形寒饮冷密切相关。就肿瘤而言，肺腺癌、骨肉瘤、腹盆腔肿瘤等与寒邪密切相关，或过度饮冷或爱美之人穿戴少、裸露多或足部长期受凉。我在临床中总结发现，HER-2强阳性患者多是喜冷饮或冷食，或爱美，冬天仍穿裙子；下肢骨肉瘤患者多没有外伤史，而是有过度饮冷史，或伴喜甜食。而且肿瘤到了中晚期阳气多虚，阳气虚则寒，可以形容为"肿瘤多病于寒"，这是我在中药抑瘤首先强调要"温阳散寒"而且饮食中特别强调忌冷的原因。预防肿瘤要避开风寒"外邪"、寒凉之物"内邪"。有人问寒凉之物包括什么，包括从冰箱里拿出的物品和一些寒凉性质的蔬菜、水果。正确的饮食是根据患者体质和肿瘤的特性来选择饮食，我在"饮食生活调护"篇将专门介绍饮食的寒凉温热之性。肿瘤的寒热阴阳我在《黄金昶中医肿瘤辨治十讲》一书中有专门论述，这里不再赘述。

治疗寒邪当用热药，常用药物有附子、肉桂、桂枝、干姜、硫黄、川椒目、吴茱萸、高良姜、鹿角胶、鹿茸、川乌、草乌等。寒重者药宜多，量宜大；轻者药宜少，量宜轻。同时注意温阳药注重保护阴液，可酌加熟地黄、白芍等。临床无明显火热证，处方中可酌加温阳药，以加强脏腑功能，促进气血运行、津液代谢，可明显提高治愈率。

必须强调的是，并不是所有肿瘤都是寒证，属热证的有头颈部肿瘤、乳腺癌、原发性皮肤癌、浅表恶性淋巴瘤、肛管癌、宫颈癌、食管癌、肺门部位的肿瘤、前列腺癌、精原细胞瘤等，治疗这些肿瘤应用温阳药物要少、量宜小，不宜单独大剂量温阳，否则会导致肿瘤迅速增大。此时要配合清热解毒的治法才有较好效果。

针灸治疗寒证以艾灸、火针为主，根据病变部位选用不同穴位。艾灸大椎、火针针刺背部膀胱经穴以及针刺环跳、风池、风府、列缺、内关等穴可以解表散寒；艾灸中脘、关元、命门、食窦等穴可以温补阳气。

二、热邪致病

西医学已经认识到并强调热邪致瘤，如过度日光照射易得皮肤癌、从事放射线工作的容易患癌等。热的概念大家比较清楚，都会举例，如热伤风，这只是外感热邪的一部分，外热还包括污浊的空气侵害（包括吸烟）。在污浊的空气中人们会感到咽喉不适、疼痛，这也是热邪的表现。前面讲述的是外热，有外热就有内热，内热主要原因多为生气（中医学认为七情皆从火化）和不恰当饮食，情志致病我在后面讨论，不恰当的饮食是指我们目前的饮食加工过于复杂、过于煎炸熏烤。煎炸熏烤后饮食难于消化会产生痰湿热邪，这也是导致肿瘤的重要病因。我曾见过北京一个21岁的鼻咽癌患者，鼻咽癌患者常见于南方，北京的鼻咽癌病例很少，当时找我看病时已经肺和骨转移。我根据患者的生辰断定孩子爱吃烧烤，患者的妈妈马上回应说，孩子在她怀中抱着的时候就每天吃羊肉串。我见过一位大学刚毕业的女孩胃癌晚期，我认定她饮食不健康，说她每天吃着麻辣烫就着冰饮料，她的爸爸认同我的猜测。电视媒体也报道过小女孩每天吃烧烤十几岁就得了肿瘤。好好的肉不炖着吃，偏偏烧烤油炸。追求美味，喜爱烧烤、麻辣烫是造成恶性肿瘤不可忽视的一个重要原因。

热邪引起的肿瘤可见于鼻咽癌、甲状腺肿瘤、乳腺癌、子宫颈癌、皮肤癌、小细胞肺癌、肺鳞癌等等。治疗热性肿瘤用寒药，许多医生喜欢用寒药，在这里不必赘述，此处要强调的是治疗热性肿瘤不能过寒，适当加些温热药物，这样效果才会好。针刺泻火效果较快、较明显，尤以刺血拔罐最为明显，根据不同部位、不同脏腑选用不同穴位以泄热邪。

三、情志致病

情志致病是肿瘤发生发展的非常非常重要的病因，许多肿瘤或多或少的与不良情绪有关，西医学也认识到了这一点。可能是现代人生活节奏快、压力大，动不动就发火、生气；现代人际关系复杂，人们思想和情绪得不到宣泄而压抑，生气和情绪压抑是导致肿瘤的最重要的两个精神因素。我们的祖先早就认识到"百病生于气"，也就是说许多病与生气有关。上海中医药大学和哈佛大学在陕西联合进行过胃癌患者调查，认为吃饭时生气的人容易得胃癌。还有研究认为，乳腺癌患者在生病前两年内有大的精神波动。前几天我在门诊见到两位爱生气的患者，就很说明问题，一位是左肩胛滑膜肉瘤手术男性患者，其妈妈来咨询治疗，我问患者肩部受过严重外伤吗？妈妈说没有，我马上说孩子性格有严重问题。妈妈说孩子脾气很大，性格很古怪，特爱生气，因为生气造成的左上肢没有了，还要长期比较痛苦地放化疗、喝苦药汤。另一位是乳腺癌术后患者，Ki-67 80%，肿瘤增殖活跃，极容易复发，右腋下疼痛明显，我告诉患者要调整心态，别生气、别斤斤计较，患者一听笑了，说我就是爱生气，一点火就着。我告诉她因为生气得了乳腺癌，因为爱生气上火 Ki-67 80%。我在新浪博客写了一篇"都是坏情绪惹的祸"，读者纷纷跟帖，都述说发病前有爱生气、斤斤计较的毛病。情志致病可引起火热，还可引起气滞血瘀。与情志直接相关的癌症有肺癌、胃癌、乳腺癌、甲状腺癌、胰腺癌、肝癌、食管癌、上肢骨肉瘤、输尿管癌、输卵管癌、腹膜后肿瘤等。腋下淋巴结转移也是情志致病的一个表现。调整好心态，适当宣泄不良情绪，高高兴兴每一天是避免情志致病的法宝。

治疗情志相关疾病需要疏肝解郁，选用逍遥散、海藻玉壶汤、四逆散之类。调畅情志、解决胀满采用通利大便是一种较快捷的治法，攻肠胃之邪可以快速调畅气机，降胃气，升清气，斡旋中州，使肝气得舒，瘀血、痰积得除，大家不可不知。针刺调理肝脾心经对疏肝解郁、调理睡眠有较好的作用。

期门、膻中、巨阙、气街、府舍、阳陵泉等穴可以迅速疏解胸腹气机。艾灸中脘穴可以斡旋中州、升清降浊，治疗腹胀。此外，抖腹直肌也可迅速调畅气机，治疗腹胀、呃逆等症。

四、痰湿致病

生活水平提高导致饮食结构改变，爱吃肉、爱吃甜食的人群明显增多了，这也不是好习惯。古人云"鱼生火、肉生痰"，过食肉食又缺乏运动，肉食很难彻底消化反变成痰湿，痰湿不化变成肿瘤，以及肥胖、糖尿病、高血压等现代时髦病。爱吃甜食更不是好习惯，甜食是美味，但也是湿邪的始作俑者，过食甜食的患者往往大便黏滞，大便容易挂在便池壁上，过食甜食也是导致肿瘤不可忽视的一个极为重要的因素。寒邪也是造成痰湿的重要因素，寒易伤脾胃，脾胃伤而不运化造成痰湿内阻。对于痰湿饮我在这里要多说一些，众所周知，肿瘤的形成与痰、湿、饮密切相关。在古代痰、湿、饮有较明确的界限，而当今教材分得不清楚。一般而言，湿多无形，弥散、黏腻，所以湿重的肿瘤手术不容易切净，如脑的胶质细胞瘤、胶质母细胞瘤、卵巢癌和胰腺癌等。湿还有个特点，湿浊下注，所以腹盆腔肿瘤、下肢肿瘤、腹水等湿重一些。饮邪在《伤寒杂病论》记载论述得较多，既可有形也可无形，有形在肿瘤疾病中可表现为恶性积液（胸水、心包积液）、水肿及上腔静脉综合征等，无形表现是有一些症状（见《黄金昶中医肿瘤辨治十讲》"肿瘤患者苓桂剂辨证要点"等章节）。饮病脉学有特点，多为弦脉。痰也讲有形和无形，咳出者为有形，符合痰的表现，而没咳出者为无形。事实上肿瘤的痰完全是有形的，为什么？影像学痰湿形成的肿瘤是有形状的，只是无咳痰症状而已。

痰、湿、饮在恶性积液中表现不同，源于饮者多在膜的脏壁层之间，如胸水、心包积液，治疗起来比较容易且能治愈彻底；源于痰湿者多浸在脏腑器官之间，如腹水、脑积液，治疗起效较慢且不彻底。当然了，肿瘤临床中常见痰、湿、饮三种邪气并存，只是哪一种邪气更重一些。

涉及治疗、湿邪，温病学里讲得很多，其中最重要的一点是慎用苦寒药物，对湿邪重的肿瘤治疗尤为如此。饮邪，近代名医刘渡舟教授专门写过如何应用苓桂剂的一个小册子，很实用。对于饮邪，我要强调的是开始可用利水药药物多、剂量大，继则温阳利水并重，最后以温阳益气健脾收工，这是我对饮邪治疗的个人体会，也是对"病痰饮者，当以温药和之"比较恰当地解释；饮不单是寒，也可以夹热，夹热多表现为痞块，张仲景加生石膏清饮中夹热。生石膏属辛凉之品，不可加苦寒之品。痰有燥痰、有寒痰、痰热、痰湿、风痰、顽痰等多种。顽痰是什么，《症因脉治》指出"顽痰，坚结胶固，吐咯难出，脉见沉牢……痰在咽喉，咯不出，咽不下，即老痰、结痰也"，事实上顽痰多是蕴在经络之痰。遗憾的是针对痰湿，几千年来没有大的进步，治疗千篇一律，不过是温阳化痰、燥湿化痰、清热化痰等等，这只是对痰兼证用药，尚无对病位有充分理解和认识。

为什么这样说呢？这得要从肿瘤形成的病因谈起。肿瘤形成的病因目前基本清楚了，主要是正虚、气滞、痰凝、血瘀、癌毒，正虚是讲各个脏器虚，每个脏腑的补法不一致，用药各不一样，可以通过五味补五脏；气滞，针对各脏腑气滞，教材中有治疗各脏腑气滞的药物，非常清楚；血瘀更不用说，王清任有多个针对不同部位、不同兼证的活血化瘀方药，非常实用；癌毒，要用以毒攻毒药物治疗癌毒，不同部位的肿瘤、不同性质的肿瘤可选用不同的以毒攻毒的药物。仅有痰湿中医界用药不明了，选用半夏、瓜蒌、胆南星之品，疗效如何，不言而喻。

在临床经常看到肿瘤没有长在脏腑，也没长在皮肤、筋骨、腠理，那长在什么部位了，从中医学来说长在经络了。经络范围很广，囊括了脏腑筋膜、皮肤腠理、筋骨之外的所有部位，经络的实质我们目前还不清楚，但我们往往不分青红皂白地摒弃经络知识。《伤寒论》是讲六经辨证的，是通过六经的脉证来诊治的，我们习惯讲脏腑有病可通过经络表现出来，皮表受邪可通过经络传至脏腑，而具体经络患病大家认识就不多了。目前对经络患病认识最多的是风湿和类风湿疾病，这只是经络患病很少的一部分内容。

经络的肿瘤也是经络病中非常常见的一种疾病，经络中的肿瘤病机和脏腑肿瘤的病机一致，也是血瘀、痰凝、癌聚等，中药学中论述的能通行十二经络的中药不过为马钱子、甘遂、大戟、细辛、附子、黄芪、人参、麝香等。马钱子祛风胜湿通络，甘遂、大戟擅祛十二经络痰湿饮，细辛、附子、麝香温通十二经络，黄芪、人参补一身之气，这些药物可以治疗经络的肿瘤。

经络的肿瘤既可表现为恶性肿瘤，也可表现为良性肿瘤。良性肿瘤如非常常见的脂肪瘤、纤维瘤等，中医治疗经络的肿瘤相对于脏腑肿瘤而言有相当大的难度，为什么？因为中医对经络肿瘤的认识不够。如腹膜转移瘤，西医学教材没人谈及、中医界没人论及，事实上腹膜转移瘤是什么呢？是腹膜部位经络肿瘤，什么药好使？大陷胸汤效果较好，大陷胸汤中有祛经络痰湿的甘遂。

另外脏腑内的顽痰也可从经络痰湿的角度治疗，如小细胞肺癌、食管癌、脑瘤、胰腺癌，可用十枣汤、控涎丹、大陷胸丸来祛痰，应用这些药时有的患者往往吐痰不断，而且有的吐出痰黏得都扯不断，如胶胨状，患者往往痰吐出来后，顿觉舒畅，数月后肿瘤缩小或消失。

最后要说的是痰、湿、饮往往三者夹杂。中药里既治疗痰湿又治疗饮邪的是甘遂、大戟，正确使用效果非常好。另外治疗三焦之湿的迅捷药物是黑白丑，黑白丑治疗初聚之痰湿饮效果无与伦比，大家不可不知。

从事肿瘤临床的中医大夫有人用过十枣汤治疗胸腹水，可能觉得效果不理想，我也是这样认为，但拿它来治疗痰湿，效果就很好。如晚期肿瘤患者痰多，用十枣汤（去红枣）研粉敷脐，往往半小时后痰明显减少。此外十枣汤口服治疗腹水效果差，不妨用其去大枣敷脐，艾灸治疗腹水，效果就明显了，这不过是改变了一下用药途径。别小看这一点，融进了许多智慧。

此外要重视针刺治疗痰湿证，痰湿饮的针刺选穴因病机、部位不同而不同。如治疗痰证，上可选天突、中可选巨阙、下可选丰隆；治疗肺部痰喘，可选用定喘穴等。治疗湿邪要重视三焦经、脾经及腹部任脉、胃经穴位，使湿邪从大小便排出。治疗饮邪要注意温肾阳是基本，启动神阙周围补肾利水穴位；然后根据病变部位或针刺开四门（云门、期门、章门、京门治疗胸水），或艾灸病变局部，如此效果才能显著。

五、血瘀致病

血瘀多为肿瘤致病因素，也为病理产物，血瘀多为寒热痰湿气滞所致，血瘀也可造成寒凝（手足寒凉）、热生（瘀而化火为肿痛）、痰阻（血不利则化为水湿）、气滞（胀痛加重），在肿瘤形成发展中是必不可少的因素。其实早在春秋战国时期《灵枢·水胀篇》曰："石瘕生于胞中，寒气客于子门，子门闭塞，气不得通，恶血当写不写，衃以留止，日以益大，壮如杯子，月事不以时下。"就指出癥瘕与瘀血有关。清代唐容川说"瘀血在经络脏腑之间，则结为癥瘕"，进一步肯定了癥瘕与瘀血的关系。临床表现为肿块、痛有定处、刺痛、肌肤甲错、脱发、唇舌青紫、舌下静脉曲张、脉涩等。血瘀当活血破瘀，临床据不同病因或益气或散寒或燥湿或软坚或清热等。以前中医肿瘤界前辈指出，活血化瘀会促进肿瘤转移，事实上不然，活血化瘀药物应用得当不仅不会促进肿瘤增大、转移，而且可以抑制、消灭肿瘤。榄香烯乳注射液为莪术提取物，是活血药物，在肿瘤临床应用几十年，从没发现它会促进转移；金龙胶囊、华蟾素片和注射液也是活血药，在临床应用很广，疗效很好。往往血瘀已除，则气通、痰消、热退，从而瘤体缩小消失。我治疗一位肺癌肝转移患者，放化疗后效果不好，病灶数增多、病灶增大，我查其舌为紫暗舌，加用大黄䗪虫丸7天后患者不停吐痰，痰涎吐出很多，之后检查胸部、腹部CT，胸部病灶稳定，肝脏转移灶缩小。此案对活血化瘀药物的应用认识会有很大帮助。

活血化瘀的用药因部位不同则用药不尽相同，大家可以参考王清任的诸逐瘀汤。

活血化瘀药物为桃仁、红花、三棱、莪术、泽兰、土鳖虫、水蛭、蜈蚣、全蝎、穿山甲、酒大黄等。血瘀兼阳虚者必酌以益气温阳之品，因为活血化瘀之品易损阳耗气，易促进出血。

针刺活血最主要的方法是相关膀胱腧穴刺血拔罐，或病变部位围刺（毫针、芒针或火针），也可以调理肝经相关穴位与膈俞，随症选之。以病变部位围刺活血最直接、起效也捷。

目前肿瘤界研究较热门的是血管生成抑制剂，如贝伐珠单抗。中药能做到抑制血管生成的不是单纯的活血化瘀法，多为祛痰通络。我应用十枣汤就经常见到超声检查肿瘤血管内没有血流或血流减少，这和我们病理生理所学脂类沉积在血管壁、血管壁受损观点不谋而合。十枣汤是化痰重剂，略有活血通络作用，此为我们研究血管生成抑制中药提供了有价值的指导。而且我们发现瘤周围刺促血管正常化作用较贝伐珠单抗强，无明显副作用。

六、癌毒致病

对于癌毒之说大家认识不统一，有人说有癌毒，有人说没有癌毒，到底癌毒是什么，目前没有统一的说法。我认为癌毒是肿瘤形成的关键因素，是肿瘤之毒，而非为热毒、寒毒、疫疠等"毒邪"，与一般的气、血、痰、食、瘀等病理产物不同，故按一般气、血、痰、瘀等治疗，效果并不满意，因为癌毒是肿瘤发生发展的内在因素，只有体内气、血、痰、食等凝结成形，癌毒才会附着发病。此早在东汉华佗的《中藏经》就已明确指出，肿瘤的发生非独气血壅滞而致，更有五脏六腑蓄毒不流这个内在原因。宋代杨士瀛在《仁斋直指方》也认为："癌者……毒根深藏，穿孔透里。"强调指出癌症所见为毒邪穿孔透里所致。癌毒就是目前中医肿瘤界普遍认为肿瘤发病因素中的"毒邪为患"之毒，如吐出的食管内脱落癌组织、阴道排出的脱落的子宫内膜癌组织及赤白相兼腥臭的分泌物等内含有癌毒。

癌毒的产生有先天的因素，也有后天调养不慎的原因，各种原因使五脏蓄毒不流，癌毒就产生了。只有体内有癌毒，复加上六淫、七情、饮食劳倦等因素的诱发，才有可能患癌。西医学认为人体自身就存在癌基因，癌基因在缺氧的情况下就容易突变或缺失而致病。肿瘤局部血管畸形紊乱，同时肿瘤患者高凝状态，就容易造成肿瘤内缺氧，引起癌基因变异而致病。此与我提出的"癌毒是肿瘤发生发展的内在因素，只有体内气、血、痰、食等凝结，癌毒才会发病"观点不谋而合。

治疗癌毒，除有华佗的"刳破腹背，抽割积聚"的手术疗法外，主要为"以毒攻毒"的治法。常用药物有斑蝥、蟾蜍、砒石、狼毒、钩吻、喜树、壁虎、白花蛇、轻粉等。

针刺治疗癌毒最常用是围刺，或特殊穴位如消块穴、章门、痞根等。针刺不是直接作用于癌细胞，而是通过改善肿瘤微环境抑瘤。

七、瘤络瘀阻

"瘤络瘀阻"是肿瘤形成发展的关键核心病机。寒热、痰湿、癌毒、血瘀只是重要致病因素。只有瘤络瘀阻才能造成华佗所说的蓄毒"不流"，才能发为肿瘤。中医界尚未认识到"瘤络瘀阻"是肿瘤核心病机，下面予以重点介绍。

"瘤络瘀阻"理论以肿瘤血管为结构基础。瘤络是病络的一种，特指肿瘤局部络脉系统，为瘤内气血聚集之所，与肿瘤的发生与转移密切相关。肿瘤血管属于瘤络范畴，其中医病机为"络道亢进"。治疗原则为"络以通为用"。

1. 肿瘤血管归属"瘤络"

中医理论中虽然没有直接提出血管的概念，但血管概念包括在"脉、血脉"等含义中。在经络学说形成之前，"脉"是经络学说中"经"的概念的雏形。《足臂十一脉灸经》中"脉"指循经感传的走行路线。《内经》创立经络学说，以"经络"取代"十一脉"的概念。以"经脉"通称运行气血的经络系统，以"脉"单言则是指容纳和运行血液的通道即脉管。对于局部血管系统以循行部位的名称而作归属，故依此将肿瘤血管归属于瘤络。

2. 瘤络瘀阻概念

癌病内生，肿瘤络脉失于濡养，瘤络失常，故瘤内络脉有别于正常络脉，气血运行不畅，导致肿瘤瘀阻不通。现代研究证实，肿瘤血管一般有大量分支和分叉，易发生交联，并且形态扭曲，管壁扩张、成囊状改变、杂乱无章，内径多样、无规则，呈现一种高度失调状态。肿瘤组织中的血液灌流有一定的异质性，血流方向混乱，局部区域血流停滞。

瘤络病机特点，可以用"络道亢变"理论解释，《素问·六微旨大论》所言："亢则害，承乃制，制则生化，外列盛衰，害则败乱，生化大病。"现代研究也可为佐证，肿瘤内皮细胞不断增殖的特性以及因此导致的肿瘤新生血管是"络道亢进"；肿瘤血管结构功能紊乱以及因肿瘤新生血管导致的肿瘤增长是"过亢则为害"。

瘤络瘀阻加重局部气滞血瘀痰凝，导致癌病发生；癌病已成，积聚已生，影响局部气血运行，且癌毒耗伤正气，加重瘤络瘀阻。肿瘤血管结构与功能的异质性是机械因素以及促血管生成因子及抑血管生成因子失衡的共同作用的结果。一方面，肿瘤细胞增生导致血管压力增高，促进血管生成；另一方面，血管生成受促血管生成因子及抑血管生成因子的共同调控，当血管生成相关因子平衡被打破，可导致血管异常生长，肿瘤血管生成又是肿瘤生长转移的关键。瘤之络脉为瘤内气血聚集之所，依托肿瘤而生，参与营血的生成与输送，渗灌气血，是肿瘤生长的关键。肿瘤的生长转移是人体脏腑经络相互关系紊乱依次传递的表现，离不开瘤络的参与，瘤络瘀阻加重所属或所络经络脏腑气滞血瘀，同时所属或所络经络脏腑不能得络脉濡养出现脏腑经络虚损表现，进而形成新的瘤络瘀阻，日久出现新病灶，可见瘤络瘀阻是肿瘤转移的主要病机，亦是肿瘤转移的关键所在。

3. 瘤络瘀阻是肿瘤发病的关键

瘤络为瘤内血聚之所，是肿瘤生长转移的关键所在。瘤络瘀阻使肿瘤局部气血运行不畅、津液代谢失常，则气滞、血瘀、痰凝、湿停、毒聚，这些病理产物可加剧局部的瘤络瘀阻，这些病理变化互为因果，循环往复，不断加重，由气入血，由浅入深，由经入络，而成癌病。瘤络瘀阻是肿瘤发病的核心病机，又是肿瘤形成的病理结果。

（1）"瘤络瘀阻"是肿瘤的核心病机

肿瘤属中医"癥瘕""积聚"的范畴。癥和积是有形的，而且固定不移，痛有定处，病在脏，属血分；瘕和聚是无形的，聚散无常，痛无定处，病在腑，属气分。这与恶性肿瘤分化程度高度符合（肿瘤基质刚度越大，恶性程度越高，越容易转移），同时也提示肿瘤病机以局部气滞血瘀为主。

《内经》认为肿瘤是由内伤、外感等致病因素所致邪阻络脉，是由浅入深、由经入络的慢性疾病，符合"久病入络""久痛入络"的发病机制。《素问·缪刺论》云："令邪客于皮毛，入舍于孙络，留而不去，闭塞不通，不得入于经，流溢于大络，而生奇病也。"肿瘤即"奇病"的一种。《灵枢·百病始生》曰："虚邪之中人也，始于皮肤……留而不去，传舍于肠胃之外，募原之间，留著于脉。稽留而不去，息而成积，或著孙脉，或著络脉。"积为固定不移的肿物，是病于孙脉或络脉。叶天士在《临证指南医案·积聚》中提出"著而不移，是为阴邪聚络"，认为肿瘤是痰浊、瘀血等有形之阴邪凝聚于络脉所致。又有言："其初在经在气，其久入络入血"，反映了肿瘤由气及血、由功能性病变到器质性损伤的病理过程。肿瘤归属于络病，瘤络归属于病络。病络是络病的发病关键、病机环节及病理产物。瘤络是肿瘤的发病关键、病机环节及病理产物。

生理状态下，络脉可输布气血津液，沟通表里内外。病理状态下，络脉失常，无法维持正常的生理活动，气血运行不畅、津液代谢失常，初时气不行为滞，久之血不行为瘀，则络脉瘀阻。络脉瘀阻则局部气血津液愈加不畅，津液停聚，痰湿内生，久之兼见毒聚。气滞、血瘀、痰凝、湿停、毒聚，这些病理产物加剧局部的瘤络瘀阻，这些病理变化互为因果，循环往复，不断加重，由气入血，由浅入深，由经入络，而成癌病。

络脉沟通表里内外，瘤络瘀阻加重所属或所络经络脏腑气滞血瘀，同时所属或所络经络脏腑不能得络脉濡养出现脏腑经络虚损表现，进而形成新的瘤络瘀阻，日久出现新病灶。或因外伤或因久坐久卧等长期压迫某一部位造成局部络脉瘀阻。局部络脉瘀阻造成气滞血瘀痰阻，癌毒聚集，日久也可出现病灶。可见瘤络瘀阻是肿瘤转移的主要病机、关键所在。

瘤络瘀阻是肿瘤作为"种子"生长所需的"土壤"。若无局部络脉瘀阻，即使存在"正虚、血瘀、气滞、痰阻、癌毒"也不容易形成肿瘤；正是因为瘤络瘀阻，痰湿瘀毒聚而成积日久为瘤。

有关恶性肿瘤核心病机还有"瘀血""癌毒"学说，肿瘤存在"瘀血"，但"瘀血"是全身瘀血状态，不具备病位特点，只有血瘀在瘤络才可形成病灶，"瘀血"学说不是肿瘤核心病机。"癌毒"类似基因突变或缺失、表达异常等，事实上正常人都存在癌基因，癌基因致癌需要致病环境或称微环境。有研究发现，维持肿瘤中合适的氧气供应可以抑制肿瘤生长。同样借助药物将循环肿瘤"小团体"打散，可以成功抑制肿瘤的转移，这充分说明肿瘤细胞"癌毒"显然不是肿瘤核心病机。肿瘤是在局部络脉瘀阻的基础上，多种致病因素内外综合作用下，体内阴阳平衡被打破后导致的虚、痰、瘀、毒等病理状态成为新的致病因素，从而加重局部络脉瘀阻，诱导肿瘤的发生与进展的恶性循环过程。

（2）瘤络瘀阻的表现

瘤络瘀阻作为肿瘤形成的病理结果与产物，临床表现不一，主要为肿块、疼痛、青筋、出血、积液等。

实体肿瘤以不规则肿块为常见的表现形式。宋代《仁斋直指方论》记载："癌者，上高下深，岩穴之状……毒根深藏。"其指出，肿瘤的特点是体内肿块，质地坚硬，形如岩石，表面凹凸不平，盘根错节，固定不移，容易与周围组织发生粘连。

"久痛入络"，疼痛是肿瘤常见的临床表现，终末期癌症患者中60%～80%主要以疼痛为临床表现。肿瘤疼痛主要由肿瘤、肿瘤并发症、肿瘤治疗等相关的精神、心理和社会等原因导致。中医学认为，疼痛主要是气血运行障碍、络脉失于通畅所致。《医学心悟》言："通则不痛，痛则不通。"临床分为虚实寒热四端，以络脉瘀阻多见，疼痛表现各有不同。络虚之痛是气血不足，络脉中气血运行滞涩所致，多为空痛、隐痛，痛势绵绵不休，伴有空旷感，喜温喜按，动后痛剧，休息痛减。络实之痛多为气滞、血瘀、痰湿阻滞络道所致，痛势较剧，拒揉拒按。络气郁滞多胀而走窜，遇情志刺激则加重。络脉瘀阻多痛如锥刺，固定不移，入夜加重。痰湿阻络多伴有沉重感。络寒之痛，内生或外侵寒邪凝滞阴络所致，多为阵发性冷痛，遇寒痛剧，得热痛减，甚者痛如刀绞，触之觉凉。络热之痛，多为热毒壅塞络脉所致，多为灼痛，遇热痛剧，得凉痛减，甚者可见局部红肿焮热。

青筋是指人体体表异常显露的青色筋脉（体表异常血脉），属体表阳络病变，也可为体内脏腑阴络病变外露于阳络所致。且随着病情进展，瘤络瘀阻加重，青筋的形态、颜色等异常程度更加明显。如腹水并发症患者常见腹部膨隆伴有青筋者，称为"腹筋"。消化道肿瘤患者常见舌下静脉迂曲扩张。

出血为肿瘤常见并发症，属"血证"范畴，肿瘤出血多为瘤络瘀阻、脉道不通、血溢脉外所致。如肺部肿瘤可出现咯血，消化道肿瘤可导致消化道出血而出现呕血、便血，泌尿肿瘤可出现尿血，子宫肿瘤可出现阴道出血等。

治疗瘤络瘀阻最直接、最有效的方法是通络，或局部刺络拔罐减压通络，或围刺温阳通络，或循经针刺通络。

当然了，以上6个因素不是单独致病，是各个因素互相胶结，日久形成恶性肿瘤。所以肿瘤不是一朝一夕形成的，也不是单个因素形成的，治疗要根据病机斟酌，全面慎重思考才可能有好的疗效。

第二章　肿瘤检测指标微观辨证

西医学认为，肿瘤标志物是指由肿瘤细胞本身合成、释放，或是机体对肿瘤细胞反应而产生或升高的一类物质，存在于血液、细胞、组织或体液中，反映肿瘤存在和生长，不仅能辅助临床中对肿瘤的诊断，还可为肿瘤的疗效监测、预后评估提供一定依据。

肿瘤标志物具有一定的特异性，如神经元特异性烯醇酶（NSE）和前胃液素释放肽（Pro GRP）是小细胞肺癌特异性肿瘤标志物，两者联合可用于小细胞肺癌的诊断和病情监测。CEA 在结直肠癌中的敏感性相对较高，可在非小细胞肺癌中升高，尤其是腺癌。CA72-4 是胃癌的首选标志物，常与 CEA 进行联合检测。AFP 为肝癌首选肿瘤标志物。CA19-9 在诊断胰腺癌中敏感性和特异性较高，CA125 是妇科肿瘤首选标志物，CA15-3 对乳腺癌检测的灵敏度高。

此外病理报告中 ER 和 PR 阳性的乳腺癌患者的肿瘤细胞一般分化较好，恶性程度低，对内分泌治疗有效，预后良好。HER-2 其高表达对曲妥珠单抗靶向治疗反应良好，但恶性程度较高，预后较差。

如何将这些肿瘤检测指标进行中医辨识提高中医疗效，同时解读这些指标指导患者合理饮食，破坏肿瘤生存环境，减缓抑制肿瘤生长，是我们团队一直思考的问题。经过十余年实践分析发现。

一、对肿瘤标志物新认识

临证发现，肿瘤标志物并非完全是肿瘤释放的蛋白等物质，可由我们不合理饮食引起，改变不合理饮食习惯就会降低肿瘤标记物或改变免疫组化指标。

如忌甜食可降低 CA199；不吃肉食和补品可降 CEA。

二、肿瘤检测指标辨证

CEA 升高与痰、火关系密切，治疗时我们常加用胆南星和酒大黄，往往能迅速降低 CEA；饮食要少肉，忌参茸补品。

CA19–9 与湿关系密切，重灸中脘可使 CA199 迅速下降；饮食要忌甜味食品。

CA125 升高与寒、饮有关系，重灸中极穴可降 CA125，艾灸中即时感到热穿透皮肤深入盆腔时，检查 CA125 就应该下降了；此时要忌生、冷、甜食。

CA724 升高与痰、瘀关系密切，治疗时加莪术、水蛭和胆南星；同时忌咸，CA724 会有所下降。

CA153 与痰、郁有关系，治疗用逍遥散加胆南星、瓜蒌皮、郁金、土贝母、香附、八月札等，同时调畅情志，能降 CA153。

AFP 升高多见于肝癌，与肝火、肝郁有关系，中药用柴胡和大黄、复方木鸡合剂，肝部肿瘤瘤周围刺，降低 AFP 效果非常好。

HER–2 是乳腺癌常用的基因标志物，其过表达与肿瘤侵袭、转移和患者预后密切相关。HER–2 阳性患者用三苯氧胺、紫杉醇效果不好；疗效与阿霉素的剂量呈正相关，而紫杉醇偏寒，阿霉素偏热；并且 HER–2 阳性的乳腺癌患者大多嗜食寒凉的饮食、爱美（即使大冬天也穿裙子），说明 HER–2 强阳性患者体质偏寒。平素要避风寒、忌生、忌冷。

ER、PR 是目前国内外临床针对乳腺癌内分泌治疗的重要指标。对于 ER、PR 的中医属性，我们认为 ER（＋）偏痰火，以 ERa 火重，ERβ 痰湿重。PR（＋）偏火。ER（＋）患者少肉、不生气；PR（＋）忌辣（包括烟酒）、不生气。

　　肿瘤标志物等的中医属性辨证是中医辨证的延伸，不仅能更精准指导中医辨证，同时对临床化疗药物的选择也具有较大的意义。

　　此外在《黄金昶中医肿瘤辨治十讲》《黄金昶肿瘤专科 20 年心得》中有许多据影像、病理、部位等中医辨证内容，可供参考。

第三章 针灸治疗肿瘤的理论基础

一、针灸治疗肿瘤历史沿革

在我国，早在《黄帝内经》就有应用针灸治疗类似肿瘤的记载，如《灵枢·九针论》中即有"八风之客于经络之中，为瘤病者也，故为之治针，必蒍其身而锋其末，令可以泻热出血，而痼病竭"。现存最早的针灸学专著《针灸甲乙经》中，也记述了用针灸方法治疗某些类似肿瘤的病证，如"饮食不下，膈塞不通，邪在胃脘。在上脘则抑而下之（即刺上脘穴），在下脘则散而去之（即刺下脘穴）"。书中所述的病证，具有肿瘤闭结不通的特点，这与食管和贲门部肿瘤有极相类似的临床特征。在《针灸大成》一书中还有几个用针灸治愈类似肿瘤病证的医案。我国古代医家认为，应用针灸与药物治疗肿瘤各具特色。药物虽可"消坚磨石"，但"坚顽之积聚"，在"肠胃之处，募原之间，非药物所能猝及"，因此，清朝张振鉴提出"宜薄贴以攻其外，针法以攻其内，艾灸以消散固结，佐其所不逮也"。古人用针灸治疗肿瘤多为良性肿瘤，并非皆为恶性肿瘤，也没有固定针灸治疗方法可供借鉴。网络上推荐的是采用一些穴位治疗肿瘤如痞根、消块等穴，效果并不理想。

围刺是治疗恶性肿瘤起效快、效果显著的一种方法，近代采用围刺治疗癥瘕积聚是 1964 年翟景南报道围刺配合中药治疗癥瘕症（卵巢、输卵管囊肿）1 例，之后被运用于增生、结节、包块、囊肿类疾病，鲜见用于恶性肿瘤的相关报道。我们用其治疗恶性肿瘤效果显著。围刺治疗恶性肿瘤是采用西医的概念"改善肿瘤微环境",选用中医方法"针刺",是中西医结合的一个典范。

针灸治疗肿瘤绝不是几个并发症和疼痛、全身免疫问题,也绝不是"肠胃之处,募原之间,非药物所能猝及"的肿瘤才选用针灸治疗,针灸抑制肿瘤的速度远比中药要快,而且如治疗在体表或皮下肿瘤速度也比化疗或放疗迅捷。针灸治疗肿瘤的瑰宝值得我们深入思考、挖掘、发扬光大。

二、针灸治疗肿瘤的可能机制

内病外治是中医治疗的一大特色,特别是在肿瘤临床治疗中更显示了其特色,目前应用较多的是中药外治,主要是中药外敷、外洗、蓄鼻等,以中药外敷应用最广泛、最深入,外用透皮给药紧跟国外步伐,被称为"第三大给药途径"。

事实上中医外治不仅包括中药外用(外敷、熏洗、搽、坐浴等),而且还包括针灸治疗肿瘤,方法包括针刺(刺血拔罐、芒刺、围刺、火针等)、艾灸、穴位按压(如生物全息疗法、背腧穴按压)、拔罐等,这些在肿瘤治疗中发挥着重要作用。下面和大家谈谈肿瘤的针刺之理,与同道商榷。

1. 干预肿瘤微环境

针灸按摩主要是通过肥大细胞发挥作用,肥大细胞是针灸效应放大器。肿瘤边缘及癌旁组织聚集大量肥大细胞,针刺这些部位如同针刺穴位,恰恰说明古人"以痛为腧"认识是正确的。围刺直接作用于肿瘤微环境,可以明显抑制肿瘤生长,是中医作用于肿瘤最直接、最快捷的手段,也是我们团队研究重点。针刺既可以抑制血管生成,也可以调控神经、促进肿瘤细胞凋亡。

2. 神经调节作用

我们团队研究发现:反复针刺会促进神经纤维新生,继而抑制肿瘤生长,与传统肿瘤自生的新生神经学说恰恰相左,其所调控新生神经与肿瘤自身神经有着本质区别。

此外浮针止痛也多是利用神经调节。浮针是用一次性的浮针等针具在局限性病痛的周围皮下浅筋膜进行扇状扫散的针刺疗法。它是传统针灸学与西医学相结合的产物，治疗疼痛的效果显著。浮针疗法刺激皮下疏松结缔组织的面积是传统针刺的 20 ～ 30 倍，所以其疗效也大大提高；而且取穴少，每次 1 ～ 2 个进针点，治疗次数大大减少。

3. 异物刺激激活局部免疫功能

肿瘤多见于中老年人，缘由中老年人免疫功能低下。由于免疫监视功能低下，肿瘤容易复发转移；而肿瘤雄踞的局部，肿瘤局部的免疫功能更加低下。如此推测，最大限度地提高肿瘤局部的免疫功能是治疗肿瘤较好的办法。如何最大限度地调集免疫功能来围攻肿瘤抑制消灭肿瘤也是肿瘤界研究的重点。

在这一点中医药具有绝对优势，中药的脏腑调补是提高脏腑免疫功能的主要手段，火针、浅刺、围刺等手段也是提升肿瘤局部免疫功能最为直接有效的方法。火针治疗 2 ～ 3 次后可见到肿瘤变软、缩小；浅刺、围刺对解决肿瘤引起的疼痛、肾盂积水、腹胀等效果满意。

学术界部分专家认为针刺是外物入侵，会调集免疫相关细胞汇集于受损局部，消灭异物。由于肿瘤是自体细胞变异而成，又在生成的同时抑制了全身和局部的免疫功能，故而肿瘤生长不被监视和限制。采用火针、浅刺、芒针围刺，能够最大限度调动局部免疫功能，攻击局部肿瘤邪气，从而减轻症状或促使肿瘤缩小。

4. 经络传导功能

经络传导作用是针刺的理论基础，由于穴位、经络、脏腑、皮部有着密切联系，调整相关穴位可以很好地调整脏腑功能，可以治疗脏腑疾病。另外由于经络的关系，也可以通过远端取穴治疗本经疾病。相对而言，刺络拔罐调整脏腑功能要明显强一些。

5. 穴位本身功能

身体内脏腑、经络的气血输注于体表的部位是穴位，又称腧穴、穴道。当身体产生病痛时，通过刺激相应的穴位，激发经络之气，经气运行至内脏，调整脏腑功能，提高人体内在的抗病能力。西医学认为，穴位附近神经和血管比较丰富，刺激穴位会增强神经系统的功能，改善病变部位的血液循环和新陈代谢，使病变组织细胞得以快速康复，从而达到治愈疾病的效果。

6. 特效部位功能

人类在长期与疾病斗争过程中逐渐摸索出一些阿是穴、特效穴位，通过这些穴位治疗相关症状或疾病可取得满意疗效。如通过天突穴及其周围压痛点刺血缓解肛门周围不适，肩平穴治疗胸胁疼痛、肩周炎、颈椎病，按压第二掌骨相关部位治疗全身部位疼痛不适等。

利用特效部位治疗疾病不是利用其经络传导作用，而是利用其功能主治，这些功能主治多为西医学明确的疾病。

我曾在2020年《全球健康杂志》英文版发表过"对针灸治疗肿瘤粗浅认识"，现将其列于下，供大家参考。

肿瘤已经严重影响到人类健康，是各国卫生部门研究重点，药物研发和诊治新技术是研究的重中之重。作为中医学被世界183个国家广为接受的针灸治疗肿瘤也颇受肿瘤工作者关注，虽然针灸肿瘤取得些许令人欣喜的成绩，然而能够普及到临床工作者很少，仅治疗放化疗呕吐研究内容被NCCN指南推荐。针灸治疗肿瘤工作要想取得重大突破，除了政府大力投入之外，还需要针灸肿瘤工作者理清头绪，加强针灸肿瘤理论研究和临床联合攻关，如此才能为肿瘤研究提供针灸治疗方案。我认为，针灸治疗肿瘤要想取得临床基础双丰收首先从思维认识上要达到共识，从临床出发找出突破点，进而在机制上深入研究。

1. 改善疑难症状和放化疗不良反应的针灸思路

肿瘤之所以难治，是因为其尚有许多未知，西医学治疗存在许多短板，疗效也较多局限，这就给肿瘤针灸研究创造了机会。就目前国内外的报道，针灸治疗肿瘤放化疗引起的呕吐与腹泻、便秘、肝功能受损、手足综合征、免疫功能低下以及抑郁、失眠、疼痛、潮热等传统针灸优势病种，对这些症状针灸效果很好。但是有许多与肿瘤相关的、只有肿瘤患者最常出现的病症针灸治疗报道很少，效果也差强人意，原因在于针灸治疗肿瘤疑难并发症要在传统经络理论基础上，还要结合经典的中西医理论知识和肿瘤新理论、新观点，只有三者有机结合，深思熟虑，才是解决肿瘤疑难并发症的方法，才能将针灸肿瘤工作提高到新高度、新境界。以下几个疑难病症针灸方法的探寻就能很好地说明这个问题。

如白细胞低下是放化疗最常见的不良反应之一，西医学粒细胞集落刺激因子虽然起效快，但维持时间较短，多次应用后会无效，而且会造成骨髓衰竭、急性肺肾损伤等，口服的升白中西药物都存在起效慢的问题，不能保证放化疗如期进行。针对这个问题，我们团队认真对比卫阳和白细胞在功能、每日最高值时间段、寿命长短后，果断认定白细胞与卫阳密切相关，卫出下焦，通过肺布散到全身，应用艾灸气海、关元、足三里升白，约80%患者艾灸后第二天白细胞都有不同程度升高，起效远比口服中西药物快，而且稳定时间长。我们还发现了艾灸患者即使白细胞低下也不容易感染。艾灸升白应用了艾灸的温补功能，还应用了中医卫阳理论和白细胞功能等相关知识。

同样刮痧升高粒细胞也很好应用了中西医理论，粒细胞集落刺激因子能够快速升粒，为何我们中医不能？为中医快速升粒我思考了将近一年时间，开始时从十二经的特点与骨髓造血出发没有突破，偶然机会看到学生给患者刮痧产生灵感，粒细胞属于巨噬细胞的一种，当异物出现时，粒细胞会释放到外周血汇集到异物周围攻击它，刮痧会使细胞破损产生大量异物，自然会使粒细胞迅速增加。我们在督脉、膀胱经刮痧第二天约87%患者粒细胞有不同程度升高，刮痧一次后最有效者粒细胞升高了270%。

再如乳腺癌术后上肢肿胀，西医学多采用微血管和淋巴管吻合术治疗，效果并不理想。中医多根据"血不利则为水"理论应用活血通络的当归芍药散治疗此症，效果慢且不理想。我们根据患者腋下淋巴结清扫术及放疗造成腋下淋巴管阻塞引起淋巴水肿，用毫韧针在腋下极泉穴及其附近结节松解，松解一次后上肢肿胀就会有明显缓解，这是根据医圣张仲景的经典理论，结合乳腺癌术后上肢肿胀病理特点来治疗的。

针刺治疗胸水的理论也源于中西医理论。古人无胸水的说法，胸水类似于《金匮要略》中提到的悬饮，国内外无治疗胸水的针灸方法。我为治疗胸水针刺方法苦苦思索了3个月，百思不得其解，最终端详针灸铜人时，发现胸壁有四个门，分别是云门、期门、章门、京门，西医处理胸水是胸壁埋管将胸腔积液引流，难道胸壁"四门"是专为治疗胸水而设？仔细分析发现，期门、章门、京门分别是调节水液代谢的肝、脾、肾的募穴，"募"古通"膜"，胸水在膜内，位于胸膜的脏层和壁层之间，针刺"四门"即能调整肝脾肾的气血在胸膜部位汇聚，也能刺激胸膜治疗胸水，临床发现针刺"四门"可以迅速改善胸闷、胸痛等症状，但是胸水消退很难，再结合"肾主水"，主持全身水液代谢，增加针刺关元、中极等穴，多能迅速消除胸水，包括令中西医极为头痛的包裹性胸水。

可见如果肿瘤患者的症状在古籍中有论述，传统的针灸疗法也多能起效；如果肿瘤患者单独具有的病症往往无章可循，这就需要利用渊博的中西医知识慎思、明辨来推演新的针灸治法。

2.瘤周围刺可能是针灸抑瘤的突破口

针灸界从经穴、经外奇穴、阿是穴等寻找抑瘤穴位多年，客观地说疗效不佳，这除了与其针灸辨治水平有关外，更与其肿瘤知识缺乏密切关联。目前肿瘤界除关注肿瘤细胞外，也非常关注肿瘤细胞生存的微环境，在肿瘤四周针刺可以改变微环境自然可以抑制肿瘤生长。肿瘤四周针刺也叫围刺，围刺源自《灵枢·官针篇》的扬刺。要想抑瘤必须关注围刺。

试想能广泛推广的中医技术必须临床疗效可靠，理论必须中西医汇通。针刺止痛是针灸优势病种，针刺止痛在20世纪70年代扩展到了外科手术的麻醉领域，韩济生院士根据针刺麻醉感受到针灸止痛的神奇效果，相关实验进而证明了针刺镇痛的有效性及其科学原理，并且得到了广泛认可，此有力推动了针灸在世界各国推广。胸痹病机有气滞、气虚、痰阻、血瘀等，陈可冀院士从胸痹患者的高凝状态认识到血瘀与胸痹的关系最为密切，进而研究血瘀与胸痹的关系，其胸痹血瘀理论被中西医广泛认同推广。假如用经络理论研究肿瘤，经络的实质都不清楚，用其理论研究肿瘤也是惘然。

理论上围刺可以沟通局部经脉、络脉、浮络和皮部之间的联系，促进局部气血流通，抑制血管生成，从而抑制肿瘤生长。临床发现火针围刺表浅部位肿瘤可以使部分肿瘤变软缩小；实验证实随着针刺次数增多抑瘤率增加，针刺不仅通过抑制 VEGF 与 MMP-2，而且还通过调整与血管神经密切相关的 NRP1、Sema3a 来调控肿瘤生长，通过显著增加肿瘤组织内 p75NTR 的表达促进细胞死亡。提示针刺是通过神经与血管两个方面抑瘤的。

瘤周围刺配合化疗明显提高化疗疗效，临床对 15 例超低位直肠癌患者新辅助化疗（FOIFOX6 方案）配合八髎、腰阳关、长强针刺进行了初步观察，男女比为 2∶1，平均年龄 50 岁（38～78 岁），术前分期 T3-4N1-2M0，治疗降期率 66.7%，完全缓解率 26.7%，手足综合征发生率 46.7%，吻合口瘘发生率 6.67%，未出现 3 级以上骨髓抑制。药代动力学发现，针刺后药物浓度较早达到峰值，半衰期延长，AUC 较大，Re、Te 均大于 1，提示针刺对化疗有靶向性。其机制是针刺能促进微血管结构正常化和调整细胞外基质对血管应力，增加药物血流灌注。此外研究未发现针刺促进肿瘤浸润转移。围刺对化疗靶向性有 3 大优势：①针刺可以反复持续针刺，使药物浓度持续维持在较高浓度。②针刺无明显不良反应及禁忌证。③针刺远较靶向药物价格便宜，易于推广应用。

临床还发现，卵巢癌复发耐药患者如配合围刺，即使选用原方案化疗，绝大多数患者仍然有效，曾对 2017 年 12 例卵巢癌复发患者原方案化疗 4 周期疗效初步统计，4 例 PR，8 例 SD，提示针刺可能改变了化疗耐药，有必要从不同化疗药物耐药机制进行深入研究。

围刺是传统针刺方法，不囿于传统经络理论，绕开了经络实质问题，如从围刺改善微环境角度研究针灸抑瘤将在临床与基础取得重大突破。

3.针灸肿瘤研究展望

中国作为针灸发源地，在针灸治疗肿瘤临床与基础研究方面理应引领世界针灸肿瘤发展潮流。要牢牢抓住针灸肿瘤国际话语权，在针灸肿瘤国际战略布局还应尽快做好以下几方面工作。

（1）用循证医学方法多中心验证针灸治疗疑难并发症的疗效，疑难并发症应该是对患者生活质量影响大且西医学尚无良策、针灸疗效确切且起效快的并发症，如放化疗白细胞低下、乳腺癌术后上肢肿胀、胸水、控便等，这样才能为肿瘤界提供国际通用的针灸方案。

（2）加强中西医沟通与合作，与肿瘤医院相关科室随机对照观察针刺配合超低位直肠癌新辅助化疗的保肛率与完全缓解率，针刺配合卵巢癌复发耐药患者原方案化疗有效率，为超低位直肠癌保肛需求和逆转卵巢癌复发耐药患者等提供新的中国治疗方案。

（3）在临床病例观察的同时进行相关组织组学研究，通过生物信息学分析找出靶点，再与生物制药专家联合研发自主产权的药物。

针灸肿瘤学是新兴学科，只要我们找准方向，通力合作，让肿瘤界同仁认识针灸治疗肿瘤价值指日可待，让全球患者分享针灸肿瘤成果指日可待，让我国针灸治疗肿瘤作为针灸走向世界新引擎指日可待。

三、肿瘤常用治法针灸选用策略

针刺消瘤绝非简单针刺一些所谓特效穴这么简单，既需要合理选用有效穴位，也要非常重视相关肿瘤皮部反应点；同时还要选对治疗器具、治疗先后等等。接下来介绍一下我们针刺消瘤的一些取穴经验和操作方法。

第一，针刺消瘤除必须围刺外还必须根据中医治疗肿瘤相关理论选穴、针刺。绝不仅仅是围刺这么简单。如甲状腺癌，除病灶围刺外，还要选取颈部相关穴位，如处在颈部皮肤褶襞区的人迎、扶突、天窗等及手少阳三焦经（甲状腺癌病变部位在手少阳三焦经上）相关穴位。

针刺胸部肿瘤包括纵隔肿瘤有以下两个要点：第一是肺癌背部体表投影部位火针围刺。第二是如食道癌、纵隔型肺癌以及纵隔部位肿瘤可以在胸肋关节浅刺（类似围刺），任脉如金津、玉液刺络（纵隔部位肿瘤病变部位在任脉上）等。

第二，根据病因病机选穴。

补气常用太渊、内关、中脘、脾俞、足三里、公孙、太白、太溪、神阙、关元、气海等。

养血常用内关、心俞、血海、三阴交、公孙、肾俞、气海、神门等。

温阳常用气海、关元、命门、神阙等，多用灸法。

滋阴润燥常用金津、玉液、天荣、太溪、关元、尺泽、液门等。

祛痰常用丰隆、天突、巨阙、定喘、内关、中脘、痞根等。

活血常用膈俞、心俞、三阴交、血海以及肿瘤部位围刺。

祛湿常用脾俞、章门、中极、石门、阳陵泉、阳池、三阴交、水分、水道、归来、然谷等。

利水常用云门、期门、章门、京门、水分、中极、水道、归来等。

理气常用膻中、太渊、外关、天突、支沟、中脘、巨阙、腹结、天枢、足三里、内关、气海、神阙，以及阳陵泉下三寸等。

泻火常用大椎、大陵、阳池、曲池、太冲、石门、委中、照海、角孙、少商、十宣以及五脏六腑之背俞穴。

外寒常用环跳、风池、风府、风门、合谷等。

安神常用神门、大陵、心俞、神堂、委阳穴下2寸及艾灸神阙等。

内风常用太冲、阴陵泉、行间、风池、太溪等。

升阳常用百会、丘墟；潜阳常用合谷、太渊、太溪。

第三，要重视相关部位特定穴位的作用。

颈部：颈浅穴、天容穴。

胸部：天突、膻中、巨阙、上中下脘、消块。

腹腔：章门、痞根、消癌、脐四周；脐四周即我们临床现在常用的脐上下左右 0.5 寸、1 寸、2 寸、3 寸取穴火针点刺。

盆腔：中极、天枢、关元、章门、大横、水道、子宫等。

第四，巧用针刺方法。

浅表肿瘤：病灶表浅者可用火针／毫针围刺、浅刺，以围刺为主。一般而言，头面部病变不主张用火针，是因为头面部火针针刺疼痛较重且容易留下火针针眼。但当十分必要时头面部肿瘤也可用火针围刺。头面部属于阳位，头面部肿瘤多数存在火热的因素，火针围刺之前必须先在耳尖、大椎等穴位刺血泻火，如此效果才会明显。毫针浅刺包括垂直针刺、瘤根斜刺，针尖指向瘤根斜刺的方法进针，效果要好于垂直进针，但可能会出现瘤体先膨胀再缩小的现象。

腹部肿瘤：超声协助体表定位，病灶深者可用芒针、火针围刺和肿物四周刺络拔罐，如腹腔深部或腹膜后肿瘤，火针之前先用芒针深刺，此更利于针气传至病所，效果会更佳。

胸部肿瘤：影像学协助病灶背部体表定位，相应部位围刺。

第五，寻找某些病变的规律穴位或阿是穴。

肺癌阴虚患者在内关、筑宾等穴位有结节和压痛点。

子宫颈癌常在三阴交、血海有压痛点。

贲门癌常在至阳、筋缩、左肾俞、复溜、中脘、中府、巨阙有反应点。

卵巢癌常在照海、然谷等穴附近有皮下血管怒张。

许多胸部肿瘤、食管贲门胃部肿瘤在巨阙部位有板滞结节。

食管癌背部对应的部位脊柱两侧多扪及米粒大小阳性结节，至阳穴处亦可有阳性结节。

肠癌上下巨虚有明显压痛点和结节等。

这些反应点也是治疗点，如通过这些反应点治疗也会取得一定疗效。

病灶位于体表的皮下结节或条索状物可以用毫韧针、刺络拔罐或小针刀治疗。皮下结节是局部不通的典型表现，毫韧针、小针刀均能够快速疏通，且通过挤出少量的血，防止局部瘀堵，使治疗更彻底；刺络拔罐更是通过出血快速引邪外出，对于瘀血导致的病症更为适合。

四、脏与腑肿瘤针灸治疗有别

中医脏腑有各自不同的特点，五脏主藏精气，藏而不泻，精气以满为宜，精气满才能濡养脏腑；而六腑传化物，泻而不藏，实则水谷充盈，虚则水谷排空。针灸治疗脏腑肿瘤，要充分顺应脏与腑的功能特点，不能一成不变地使用补法或者泻法。

五脏主藏、六腑主泻，治疗五脏的肿瘤可以火针直接围刺，但治疗六腑肿瘤不能直接火针围刺，要在相关腧穴刺络拔罐后再火针围刺效果才明显。如肺癌、肝癌、肾癌等可以在肿瘤体表对应部位火针围刺，但肠癌、胃癌、食管癌等属于腑病首先在与其密切相关的腧穴刺络拔罐，然后火针围刺效果显著。临床实践证实中医脏腑"藏泻"理论在针刺治疗肿瘤中有重要指导意义。

但这并不是绝对的，临床还应该充分考虑不同阶段治疗目的的差异，痰湿、瘀血、癌毒侵袭五脏，病之初期同样可以采用通泻的方法，但是要注意通泻之法不宜久用，或者通泻同时结合温补的方法，比如刺血拔罐后局部艾灸等。六腑治疗策略同样如此。

如身体虚弱，针刺后立即艾灸中脘、关元、命门等穴迅速恢复身体。

在这里我有个特别说明：脏腑肿瘤分治所谈的脏仅仅包括肝心脾肺肾，非脏腑部位肿瘤也要按腑内肿瘤来治疗，如锁骨上淋巴结转移要按六腑肿瘤来治，先在病变局部刺络拔罐，然后火针围刺，如此瘤体会持续缩小不会反弹。

五、针灸治疗肿瘤应重视经络内涵

有人会问，针灸本身就是靠经络调理身体疾患的，针灸的人能不懂经络？我在这里强调针刺应该重视经络的哪些内容。

第一，必须重视经络的疏通作用，如病在经络，可针刺相关穴位疏通经络治疗瘤络瘀阻。王冰在注解《灵枢·小针解》"宛陈者除之者，去血脉也"时，就提出针刺去除络脉瘀血的说法，他认为"菀通宛，菀，积也；陈，久也；除，去也"。言"络脉之中，血积而久者，针刺而除去之也"。针刺可以改变肿瘤基质刚度及微环境胶原状态，从而减轻络脉瘀阻。如甲状腺肿物位于手少阳三焦经，针刺三焦经穴位可以协助治疗甲状腺肿瘤；食管肿瘤位于任脉，金津、玉液刺络可以迅速缓解食管癌哽噎症状。

第二，重视经络独有的功能，如任脉濡养、督脉总督一身之阳、足太阳膀胱经解表祛湿、足厥阴肝经疏泄功能等等。如我们最早提出卫阳与白细胞相关，补充阳气就可以升白，升白选用中脘、气海、关元任脉穴位，是根据"阴中求阳，阳中求阴"，任脉属阴有营养作用。腰骶椎部位一些肉瘤，位于督脉起始端，往往是因为督脉阳气不足所致，火针围刺就有很好的效果。小细胞肺癌往往湿热很重，可在背腧穴拔罐发泡祛除湿气，对防治小细胞肺癌复发有很好的作用，这是利用膀胱经解表祛湿的作用。

我们临证发现：背部肿瘤火针围刺抑瘤作用明显，但是胸壁腋下肿瘤火针围刺效果不好，是因为背部无论督脉、还是膀胱经皆与阳虚有关，火针围刺不论火针还是围刺均可温通局部瘀阻，让瘤体缩小；但是胸胁多为肝气所主，重在疏通，单纯火针围刺或疏解力度不足或会加重局部郁堵，瘤体缩小不明显甚或反而增大，治疗胸部肿物要针刺期门、膻中等穴先疏其血气，然后火针围刺才可能有好的疗效。这也是中医治病的大智慧。

第三，重视经络或经穴的解剖，这也是非常重要的。与其他脏器不同，肠神经系统是具有完整自我传入、传出神经系统的器官，即胃肠道中存在的从一级感觉神经元、中间神经元到支配胃肠效应的运动神经元系统。研究发现，切断肠管以外所有外来神经后，肠壁神经丛的功能仍能保持，胃肠道的运动仍能规律性发生，针刺会阴、长强、八髎等穴位可以刺激盆腔神经并连接腰骶椎神经、大脑神经，激发肠道蠕动，增强控便能力并迅速产生控便意识，可以很好地解决低位直肠癌控便难题。督脉循行与脑脊液循环高度相似，在督脉拔罐发泡祛湿气可以缓解脑水肿引起的颅压增高，效果不亚于静脉滴注甘露醇或贝伐珠单抗，起效快且效果持久稳定。

针灸治疗肿瘤及其并发症不仅要掌握经络学常识、肿瘤学知识、中医肿瘤理论知识还需要掌握解剖学知识，如此才有可能临证左右逢源、力挽狂澜。

六、针具选择与灸法应用

（一）针具的选择

我们选择的针具以火针居多，《针灸大成》中对火针有详细地记载："火针即淬针，频以麻油蘸其针，灯上烧令通红，用方有功。若不红，不能去病，反损于人。烧时令针头低下，恐油热伤手，先令他人烧针，医者临时用之，以免手热。先以墨点记穴道，使针时无差。火针甚难，须有临阵之将心，方可行针。先以左手按穴，右手用针，切忌太深，恐伤经络，太浅不能去病，惟消息取中耳。凡行火针，必先安慰病人，令勿惊惧，较之与灸一般，灸则疼久，针则所疼不久，一针之后，速便出针，不可久留，即以左手速按针孔，则能止疼。人身诸处皆可行火针，惟面上忌之。火针不宜针脚气，反加肿痛，宜破痈疽发背，溃脓在内，外面皮无头者，但按毒上软处以溃脓，其阔大者，按头尾及中以墨点记，宜下三针，决破出脓，一针肿上，不可按之，即以手指从两旁捺之。令脓随手而出，或肿大脓多，针时须侧身回避，恐脓射出污身也。"

在火针的实际操作过程中，既遵从《针灸大成》的论述要点，又在其基础上稍加改进。例如上文所述"先以墨点记穴道，使针时无差"，在操作时要求必须将肿瘤的边界循按清楚，并用记号笔标记四周，进针时沿肿瘤周边进针，太近太远均不适宜。"一针之后，速便出针，不可久留，即以左手速按针孔"，在操作时也要求进针要快，出针要疾，以减少患者痛苦和恐惧，出针后助手尽快用棉签按压针孔止痛。但在对肿瘤的治疗中我们发现刺激量大才有较好的效果，尤其是腹部火针治疗盆腹腔肿瘤时，进针必须要深一点才可，并不能囿于"切忌太深，恐伤经络"。

火针诚如陈实功在"瘰疬"病所言："火针之法独称雄，破核消痰立大功，灯草桐油相协力，当头一点破凡笼。"足见火针力量之雄，这也是我们在针刺抑瘤中首推火针的原因。抑制肿瘤多采用火针，一般两日一次，三日或每周一次效果较差。

其次是刺血拔罐，刺血拔罐祛邪力量非常强，肿瘤患者多瘀，血液黏稠度较高，刺血拔罐可起到祛瘀生新的作用。我们之前有个病人，直肠癌肺转移。胸部 CT 显示右肺实变没功能，左肺还有较大的转移病灶，喘促较甚，我每次值夜班时让学生给她针刺太冲穴，同时给予了背肩部相关结节刺血拔罐，治疗后患者喘憋明显缓解，因为一般状况较差，其主管大夫仅仅以对症支持治疗为主，未予化疗等抗肿瘤治疗，大约一个月后复查胸部 CT，患者左肺门的肿物明显减小。抑制肿瘤或控制癌痛时多采用刺血拔罐，如身体条件允许，可每日一次。

第三就是芒针，腹腔中肿瘤多用芒针，芒针是一种特制的长针，它是由古代九针之一的"长针"发展而来，其长度分 5 寸、7 寸、10 寸等数种，临床应用一般以 5～7 寸较多，可用于腹腔较深部位肿瘤围刺。

第四是毫针，就是我们临床中常用的针灸针，一般多用于浅表肿瘤的围刺。

在我们实际应用时，并不是单用一种，而是两种以上针具联合应用，一般是以火针为主联合其他针具。

（二）灸法应用

"针所不为，灸之所宜；阴阳俱虚，火自当之；经陷下者，火则当之；经络坚紧，火所治之，陷下则灸之；络满经虚，灸阴刺阳，经满络虚，刺阴灸阳"，艾灸适应证很广且便于患者自己操作、风险小。传说彭祖发明隔物灸寿长 800 岁，孙思邈经常"艾火满身烧"享年过百，历朝历代大医多喜艾灸，也形成很多的艾灸方法，如直接灸、艾卷灸、间接灸、温筒灸等。

前人多用艾灸养生保健，我将艾灸引入肿瘤治疗，艾条治疗疑难杂症、重症，如大家喜闻乐见的艾灸升白、艾灸神阙治疗腹水、艾灸改善休克等源自我处。适合肿瘤患者艾灸的方法主要有：麦粒灸、化脓灸、悬灸、隔药灸，这几种方法相对而言麦粒灸效宏力专。

麦粒灸与化脓灸都是直接灸的一种，通过艾绒与皮肤直接接触，均可能对皮肤造成一定的损伤，只是程度轻重不同而已。2011 年我们在 CCTV-4《中华医药》做"灸壮元气巧升白"那期节目时，用的是麦粒灸，麦粒灸穿透力强，这也是艾灸疗效的决定性因素。后来我们专门研制升白艾（加特效升白药物）升高白细胞、粒细胞等。

悬灸，则是通过将艾绒做成艾条，手持艾条悬在穴位之上，以达到热量持续的穿透，操作相对简单，但是肿瘤患者应该格外注意热量的穿透，艾灸时调整艾条与皮肤的距离，以患者耐受为度，达到热量的持续穿透。

隔药灸，这是由隔物灸发展而来，较单纯盐、姜片、附子等不同，隔药灸是将特定的中药处方研成细末，置于穴位之上施灸的一种方法，既有艾灸的作用，也有中药的作用，二者协同以达到增大疗效的作用。

七、针灸抑瘤策略：定位疏剿法

我们首先看一下目前的肿瘤常规定义，认为"肿瘤是机体在各种致癌因素作用下，局部组织的某一个细胞在基因水平上失去对其生长的正常调控，导致其克隆性异常增生而形成的异常病变"。该概念仅仅局限于肿瘤是异生物，影响了大家对肿瘤的完整性的认识。

我们对此提出异议，给肿瘤一个重新定义："肿瘤是在局部内环境改变后，区域内自体细胞变异、增殖形成的不受局部免疫细胞识别抑制的异生物。"我们的概念包括了3部分：一是局部内环境改变，也就是西医的土壤学说，改变土壤可使肿瘤增长减速或使肿瘤缩小，改变土壤也就是肿瘤内环境，这是我们中医的优势，可以通过调整肿瘤体内环境，使之不利于肿瘤生存。二是局部免疫，这也是中医的优势，肿瘤生长首先抑制局部的细胞免疫，肿瘤的局部免疫对肿瘤生长至关重要，西医学已经认识到肿瘤免疫微环境对肿瘤的影响，微环境中免疫功能举足轻重，我们可以人为地创造异物增强局部免疫功能，创造异物就是肿瘤局部围刺。三是异生物，对于异生物，西医学手术、微创、放疗等有较大优势。

肿瘤的治疗要土壤、局部免疫、抗瘤并举，如此才有可能有效防止肿瘤复发转移。

提到局部免疫，2013年ASCO报道的靶点免疫抑瘤也就是免疫检测点抑制剂，大家知道肿瘤细胞为了生长而释放PD-L1，破坏周围免疫系统，使T细胞应答失能，免疫逃逸。为此选择阻断CTLA-4受体的ipilimumab和阻断PD-L1受体的nivolumab联合应用，I期临床试验观察了140例可评价患者中，29例（21%）的患者对MPDL3280A产生缓解。PD-L1阳性36例患者，缓解率增至36%；PD-L1阴性67例患者，缓解率减为13%。提示靶向免疫抑瘤效果显著。

不管是中医界还是西医界都认同针刺增强免疫，用针扎在肿瘤的四周可以提高肿瘤微环境的免疫功能，局部免疫增强的表现是针眼局部出现红晕与结节，部分身体虚弱患者会出现全身疲劳（我们理解为针灸后全身气血涌向针刺之处，其他部位气血相对不足才会感觉困倦。这如同年老患者饭后觉得困倦一样）。针刺抑瘤的机理可以理解为：针刺如同异物，激发肿瘤局部强大免疫功能，调集全身免疫细胞汇集到肿瘤局部。

该理论适用于浅表肿瘤，针刺（包括火针）对于浅表肿瘤的抑制作用是显而易见的，是因为针可以扎到肿瘤局部，那么像深部肿瘤或者针扎不到的肿瘤，比如腹腔肿瘤、盆腔肿瘤、脑瘤、肺癌、食管癌等，针刺作用能不能经由表皮传至病所呢？能不能产生同样的抑瘤效果呢？之前我也一直有疑惑，后来我们用针刺治疗一例因肾盂扩张导致小便减少的患者，取得了很好的效果，才给了我们一个新的思路。

这是一位卵巢癌腹腔广泛转移的中年患者，腹盆腔瘤体巨大且多个，挤压腹盆腔，压迫双侧输尿管致双侧肾盂积水，每天小便量只有100多 mL，急忙请泌尿外科会诊，泌尿外科医生认为已经无法植入 J 型支架治疗，让患者找肾内科透析，患者肾功能虽然异常但未达到需要透析的条件，让我们继续观察。无奈之下，试着在肾脏腰部体表对应部位围刺，患者当天小便就有 800 多 mL，而且直到去世，患者小便一直在800～1000mL。这个病例给了我很大的启发，即使针扎不到肿瘤四周，扎肿瘤体表对应部位，针刺促进经气传导至病所而治疗肿瘤。由此推断：胸部、头部、腹膜后肿瘤也可以用针刺抑瘤。

下面是 2013 年 5 月至 11 月半年来的一些典型病例，来看看针刺的疗效。

首先看一个火针治疗晚期卵巢癌验案。

王某，女，39 岁，香港人。2013 年 5 月 23 日就诊，为卵巢癌术后，腹壁广泛转移、直肠阴道转移，腹壁肿物如巴掌大小，超声显示为13cm×15cm，小腹剧烈的疼痛，每日口服奥施康定 680mg，仍然止不住疼痛，彻夜失眠，予腹壁肿物火针围刺，第一次火针后痛立减，1 周后肿物明显缩小变软了，腹部明显平坦，体表皮尺测量肿物缩小 2.5cm，每周治疗 1 次，肿物都会缩小 2cm 左右。见图 1。

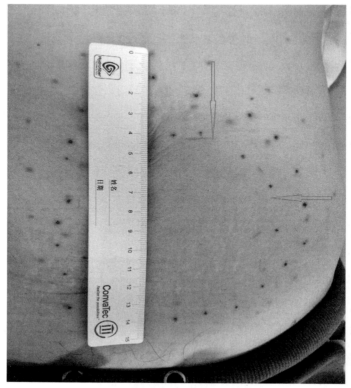

图1　晚期卵巢治疗前后自身对照

　　再看一个博客回复的病例，这是广西南宁的患者，为弥漫性肝癌肺转移的患者，8月2日AFP由7月份的7430ng/mL多降至1212ng/mL，肝功能恢复正常；9月9日广西民族医院超声肝肿瘤消失，就剩下0.9cm结节，未见血流。见下图2、图3。

[匿名]新浪网友对你的博文《《黄金昶中医外治肿瘤心悟及实践录》一书已脱稿》发表评论　　　　　　　　　　　2013-08-02 20:13:49

黄教授您好，我是广西黄繁的家属，本周四去您专家门诊复诊的，AFP由7月份的7430多降至1210，速度之快让人难以相信，这都是黄教授的功劳。太感谢您了！肝功也恢复正常，就是总胆汁酸稍高，18.8，7月份几乎所有肝功指标都异常，总胆汁酸却正常，应该如何处理呢？盼望教授给予指导！谢谢！

图2　2013年8月2日博客回复

wang15460对你的博文《《黄金昶中医外治肿瘤心悟及实践录》—书已版稿》发表评论　　2013-09-09 03:01:36　[删除]

黄教授您好，我是您的患者黄囊的家属，时间过得好快，我们已经从北京回来半个月了，前天去复查了B超，可喜可贺，在您的精心治疗下，肝脏上的所有肿瘤已经消失，只留下一个0.9cm的结节，里面没有血流通过，脾脏上面有个13*3.5的一个血肿，其它基本正常，

图3　2013年9月9日博客回复

　　再来看一位贲门癌颈旁淋巴结转移患者针刺效果，患者杜某，女，59岁，贲门癌贲门中分化腺癌 TxNxM1 Ⅳ期，胃左区、腹膜后多发淋巴结转移，右肺门、纵隔淋巴结转移，右锁骨上淋巴结转移 4.6cm×4.3cm^2，压迫气管食道，进食疼痛、呼吸困难，针刺三次后进食疼痛缓解，呼吸变得通畅，针刺6次后颈部淋巴结明显缩小。见图4～图7。

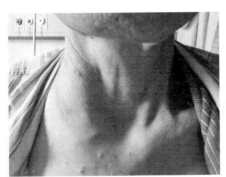

图4　9月27日第1次

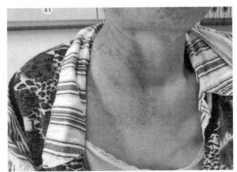

图5　10月3日第3次

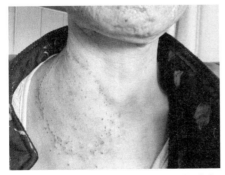

图6　10月14日第5次（开始化疗）

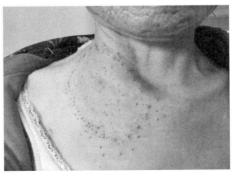

图7　10月16日第6次

看看火针配合化疗 NP 方案治疗卵巢癌术后复发腹壁、脾转移患者情况，肿瘤内科医生都知道，脾转移灶很难消，腹壁转移灶更难消，这个黄姓患者短短两个月脾脏病灶缩小一半；腹壁转移灶消失。见图 8～图 11。

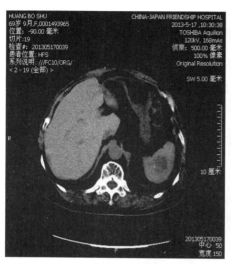

图 8　2013 年 3 月 8 日脾脏病灶 4.2cm

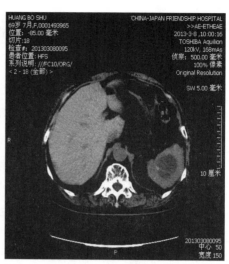

图 9　2013 年 5 月 17 日脾脏病灶不足 3cm

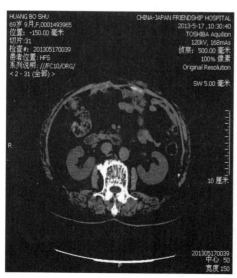

图 10　2013 年 3 月 8 日腹部肿物 9.6cm

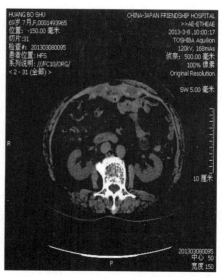

图 11　2013 年 5 月 17 日肿物基本消失

以上都是偏体表肿瘤，下面介绍 1 例肺癌患者针刺情况。

第一例肺腺癌患者李某，女，43 岁，多次手术及化疗后，肺内病灶进展，来诊前准备行伽马刀治疗，听别人介绍后来找我诊治，单纯中药配合针灸（肺部病灶背部对应部位火针围刺）背部 1 个月，肺内实性结节由 2.6cm 缩小至 1.6cm。见图 12、图 13。

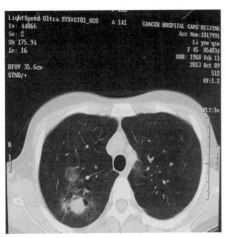

图 12　2013 年 8 月 2 日
肺内实性结节 2.6cm

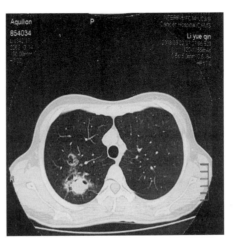

图 13　2013 年 10 月 9 日
肺内实性结节 1.6cm

我给我们的抑瘤思路命名为"定位疏剿法抑瘤"，有五个方面策略抑瘤。

一疏：给邪以出路，改变内环境。通过经络针刺、汤药口服，目的是引邪外出，改变内环境，防止肿瘤复发、转移。

二堵：以补来防病邪再次聚集形成转移灶。用六合针法（包括肿瘤四周远距离围刺）、艾灸，目的是改变内环境，防转移。

三围：围堵消灭肿瘤。在肿瘤四周围刺，目的是改善局部免疫消灭肿瘤。

四涂：涂药。在肿瘤体表对应部位涂药物（可离子导入）。目的是通过中药外用近距离靶向病灶抗癌。

五剿：深入肿瘤内部抗癌。"剿"是在肿瘤内注射药物或火针治疗，或其他微创治疗。目的是加强抗癌力量。

其实针刺消瘤由来已久，《灵枢·九针论》中即有"八风之客于经络之中，为瘤病者也，故为之治针，必筩其身而锋其末，令可以泻热出血，而瘤病竭"。针刺联合中药外敷、艾灸效果更好。清朝张振鋆提出："宜薄贴以攻其外，针法以攻其内，艾灸以消散固结，佐其所不逮也。"

我们只是在前人认识基础上结合肿瘤相关概念提出定位疏剿法，定位疏剿法抑瘤起效更快、可重复性更强。

对于针灸抑瘤，我们黄家军团队前后共进行了四轮努力尝试。

第一轮是 2009 年田桢读研究生的时候，开始尝试循经刺血拔罐，效果不理想。

第二轮是田叶红、易健敏、王泽英三位女同学，用六合针法结合膀胱经针刺疏导、病灶局部围刺，这样操作，浅表淋巴结容易消退，但深部的肿瘤还是效果不佳。

第三轮我们在病灶周围埋线，效果也不好。

第四轮我们受一位肺癌患者治疗显效后启发，在其背部体表投影部位火针围刺，取得了肯定的效果。

在经历了太多失败和困惑后，我们终于提出定位疏剿抑瘤方法，此方法不仅对于治疗体表肿瘤疗效显著。而且对于深部肿瘤，如肺癌、食管癌、脑瘤等也有相当满意的疗效。

八、针灸与中药协同抑瘤

每个肿瘤的发生有其共同性，比如肺癌，均与肺脏本身的气机失调、痰湿、瘀血阻滞有关，肺癌的用药均会考虑痰湿、气机、瘀血等共同的因素，这也决定同一种疾病的大体治疗思路的一致性，也是我临床常会用到的某某病的基本方，后面会做详细地介绍。但是同样是肺癌，病理不同，治疗也不尽相同，造成了临床诊疗方式的复杂多变，就需要我们能够抓准大方向、分清主次，采取不同的治疗手段进行干预。

肿瘤的复杂性更需要我们采用多种手段综合治疗，任何一种治疗都有其自身的优势与不足，根据患者的情况选择最合适的方法，这考验临床大夫的水平和知识结构。

　　中药与针灸均是中医治疗肿瘤的有力武器，临床不同科室可能就是通过不同的手段在治疗同一种肿瘤，遗憾的是能够做到针灸、中药合理并用的大夫少之又少。任何疾病的治疗，不同手段之间必须是协同的作用，可以是针对不同的问题，也可以是针对同一个问题，但是不能在治疗目的上背道而驰。

　　如何用好针灸与中药治疗肿瘤，是每位中医工作者十分关注的问题，我结合自己的临床体会，从以下三个方面进行分析，供同道参考。

　　第一整体与局部：肿瘤是表现于局部的全身性疾病，治疗肿瘤即要全身调理，也要局部治疗。针灸与中药皆有整体与局部治疗策略，针灸的全身调理是利用经络穴位辨证调理，中药局部治疗为中药外用。相对而言，中药更专于全身调理，针刺更精于局部靶向调理，如"病灶周围围刺"。艾灸整体补益与局部散结效果均好。临床中药口服全身辨证调理结合瘤周围刺局部治疗是中医综合抑瘤的最佳治疗模式，即可防治肿瘤转移，也能明显缩小肿瘤。

　　第二疏通与补益：虚与郁是肿瘤的主要病机，瘤络瘀阻是肿瘤的核心病机，虚与郁互为因果。相对而言，艾灸与中药擅长补虚，针刺疏通最捷。而且瘤周围刺是治疗瘤络瘀阻最为关键的技术。

　　第三速效与久效：即使除去抓药、煎药等所用时间，针灸治疗肿瘤及其并发症起效远较中药快，治疗疼痛往往是针进痛减；再如艾灸升白、刺血拔罐升血小板、刺血拔罐改善肝功能、金津玉液刺络改善食欲、火针抑瘤等等，很短时间就可见效，但是针灸起效维持时间往往较短（除揿针、浮针外）。而中药早晚服用或中药持续外敷，可以持续不间断地维持疗效。在急治与缓治方面针灸与中药也可完美互补。

　　临床如能充分理解与应用我提出的"整体与局部""疏通与补益""速

效与久效"理念,做到针灸与中药完美结合,疗效会有显著提高。

九、提高针灸抑瘤疗效关键点

针刺抑瘤时还有一些要特别注意的细节问题,这些细节往往直接影响治疗效果。

第一,定位要准。围刺之前一定要对瘤体进行明确的定位(深部肿瘤最好在影像学等资料下定位),标记边界,这样才能做到有的放矢,避免失误;同时针刺深度在不伤及器官的情况下尽量深一些。

第二,强度要够。针刺尽量两天1次。尤其是火针,3天1次疗效远不如两天1次疗效明显。

第三,注意辨证施针。主要是脏腑及经络辨证施针,前面已经论述,在此要特别强调一下。

第四,注意给邪以出路。这一点非常重要,腑内肿瘤(如胃、肠、食管等部位肿瘤)、肩颈部及头面部肿瘤必须先局部刺血拔罐或头颈部肿瘤耳尖刺血,然后才可火针围刺,否则肿瘤开始缩小,但不久迅速反弹,很快长大。也可以理解为火针之前必先用普通毫针围刺,疏通气血,给邪以出路,然后才可以火针围刺聚集力量抑瘤。

以上所谈当属秘而不传之术,绝不可不知。

第四章　肿瘤复发转移机理与针灸妙用

一、中医对肿瘤复发转移的认识

目前肿瘤复发转移机制不是很清楚，无法指导临床科学预防。我对肿瘤复发转移思考了多年，临证验证多年，对肿瘤复发转移有较为深入的认识。认为转移机制要较复发复杂、难治。

第一，复发多为虚与郁。

大家仔细研究就会发现，容易复发的多是肉瘤和乳腺癌。乳腺癌复发患者多为起始病灶在肋间隙或乳房过大、切除乳房组织过多、缝合时过紧，乳腺癌患者术后多局部紧而不适，此为郁。复发的肉瘤多为腹盆腔肉瘤和四肢、腰骶椎部位肉瘤，手术切除部位血管、淋巴管、筋膜、神经等切除后组织液渗出，淤积日久形成复发灶，肉瘤患者多元气不足，腹盆腔肿瘤也多为元气不足所致，四肢肉瘤为脾肾不足，肉瘤的复发多为元气不足、复发部位气滞血瘀瘤络瘀阻。

第二，转移有病灶部位瘀、循环慢滞和情绪影响三因素，虚是核心病机。

转移灶部位瘀是形成病灶的关键因素，瘀阻可使癌细胞聚集成团，发为病灶，如打散聚集的癌细胞很难形成病灶。这种瘀多来自一些不能自查的习惯，如长期保持一个姿势，骶尾椎转移往往是坐在沙发上把脚翘在茶几上，长期压迫骶尾椎；颈椎转移多为低头工作的人；肋骨转移多为爱生气的人；胸椎转移多为含胸久坐之人；腹股沟转移多为性格内向、双足平齐或内收之人，双足绝不是外八字；脑转移多为颈椎长期不适或颅底肌肉疼痛；一侧骨转移多为身子一侧倾斜或一侧卧位。这些姿势造成肿瘤局部压力增高出现瘀阻，容易形成转移灶。

循环慢滞是指血液和淋巴液循环慢，血道、淋巴管是肿瘤转移的重要途径，如果血液和淋巴液循环慢容易让癌细胞在瘀阻部位停下来，癌细胞一个一个地汇集，形成病灶。造成血液和淋巴液循环慢的原因有两个，一是高脂饮食，2016 年 Nature 杂志一篇文章（Targeting metastasis-initiating cells through the fatty acid receptor CD36）指出，高脂饮食通过肿瘤细胞的细胞膜上 CD36 促进肿瘤细胞转移；另一个是高盐饮食，过咸可浓缩血液造成血瘀，血瘀同样也会促进肿瘤细胞转移。

持续情志刺激也会造成转移，假如身体某一部位郁堵不重、循环即使慢滞，有时还不至于完全瘀阻形成病灶。促使其形成病灶的往往是持续地情绪刺激，如脑转移患者多为易怒之人，怒则气上，使气血涌到头部加重瘀阻；恐则气下，肾癌、肠癌患者容易紧张、恐惧，紧张恐惧情况下气血下行，出现腹盆腔转移。思则气滞，过度思虑造成气机不畅。悲则气消，过度悲伤损耗气血。

长期一个姿势、循环慢滞和情绪影响是造成转移的三因素，单纯一个因素也不容易造成转移。

但是不可否认的是一个因素，正虚是转移的核心病机。《活法机要》曰："壮人无积，虚人则有之。"《医宗必读》也指出："积之成者，正气不足，而后邪气踞之。"假如患者正气充足，气血调畅，瘀积可通、循环加快，自然转移灶很难形成。

二、针灸妙用

防治肿瘤复发转移思路就是局部减压，减轻局部压力。肿瘤细胞的生物力也称刚度，与肿瘤恶性程度、转移有关，西医学尚无从生物力学角度治疗肿瘤的报道。是我最早提出从改变力学的角度治疗肿瘤。

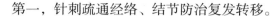

第一，针刺疏通经络、结节防治复发转移。

肿瘤复发转移前多数表现在病变局部痛、胀、酸或相关经络出现结节，或背腧穴皮下出现结节。针刺相关经络与相关腧穴或皮部筋结即可防止复发与转移。

机理为：一方面可通过远端取穴治疗本经或表里经相关的疾病；另一方面通过调理所患脏与腑的经络结节、或病灶所在皮部结节，促进经气流通以迅速恢复脏腑功能，同时疏通邪气外流通路（经络结节）防邪气结聚为患。针对形于诸外的经络结节，选择合谷刺、毫韧针、刺血拔罐，疏通经络结节。其中祛邪的最快手段为刺血拔罐以调畅气血，刺血拔罐将邪气迅速排出体外，局部气血迅速通畅，往往数次刺血拔罐后肿瘤会迅速缩小或消失。

第二，术口周围靶向针刺预防复发。

四肢及浅表部位肿瘤术后，术区正气不足、气滞血瘀、痰阻容易形成复发灶。如在术口周围先用毫针或毫韧针松解局部结节，疏通局部气血；随即再在术口周围火针围刺，增强术口周围免疫功能，如此可以很好地防治浅表肿瘤术后复发，此为"正气存内，邪不可干"最佳范例。

第三，艾灸改善全身免疫，预防复发、转移。

肿瘤转移有其规律和先兆，肿瘤虽然表现为局部病变但与其所在脏腑经络正气不足有密切关系。在扶正方面，艾灸作用必不可少，正如窦材所言"养生之法，灼艾第一、丹药第二、附子第三"，在解决危难急症方面，艾灸的作用非药物能及。因此，艾灸快速扶正以预防肿瘤复发转移的作用不可忽视。扶正穴要重视原穴、募穴、合穴以及背腧穴；任脉、督脉等奇经八脉对十二经脉的调补作用不可忽视。多脏腑转移时要重视经脉之间交会穴、补穴。

最为直接扶正穴位为身柱、中脘、关元，分别补上、中、下三焦。中脘、关元是核心穴位。肿瘤生长时会释放一些趋化因子，让骨髓产生不成熟免疫细胞（称作髓样免疫抑制细胞）释放到血液中汇聚到肿瘤周围，刺激肿瘤生长。艾灸促进骨髓造血，让免疫细胞变成熟后释放到外周血从而抑制肿瘤生长，符合"扶正以祛邪"概念。艾灸改善免疫功能作用应该且必须高度重视。

第四，人为肢体训练、局部松解协助治疗转移。

松解颅荐椎肌肉酸痛点可以治疗脑转移；双足适当外展或练盘腿可促进腹股沟淋巴结缩小消失；腋下淋巴结转移可让患侧做广播体操伸展运动有助于腋下淋巴结消失；轻柔刺激腹股沟部位的股骨大转子可协助治疗腹膜后淋巴结转移灶。抖腹直肌调畅气机有助于腹盆腔病灶缩小、消失。

第五章　肿瘤患者饮食禁忌

一、饮食指导原则

肿瘤患者和家属都非常关心如何正确合理饮食，也难怪，肿瘤患者中约 1/3 是饮食不当引起的。肿瘤本身就是一种高消耗疾病，尤其是晚期肿瘤患者，本身就容易出现营养不良，再加上放化疗可能会导致患者出现恶心、呕吐、食欲不佳等消化道反应，更加剧了营养不良的严重性。适当的营养治疗，既可改善病人的营养状况，提高患者免疫力，从而增强机体抗癌能力；又能提高肿瘤病人对手术治疗的耐受性，减少或避免手术的并发证，使术后伤口能够尽快愈合；还能提高肿瘤病人对放疗或化疗的耐受力，减轻放化疗相关副反应。因此，肿瘤患者及家属需要接受科学的饮食指导。

第一，保证足够的热量摄入。

许多人担心高热量、高营养饮食会为肿瘤生长提供更多的"养分"，因此主张"饥饿疗法"，想把肿瘤细胞"饿死"，但实际上这是缺乏科学依据的。约 5% 的肿瘤患者在确诊时就已经伴有营养不良了。对于已有营养不良表现的患者，应给予辅助性营养治疗，如适当增强膳食营养，必要时辅以肠外营养，以保证摄入足够的热量。肿瘤患者体内蛋白质分解代谢旺盛，合成代谢功能降低，营养处于"入不敷出"的负氮平衡状态，对蛋白质和热量的需求比正常人高 25% ～ 50%。因此，一般来讲，肿瘤患者每日摄入蛋白质应每公斤体重 1.5g，而且应以优质蛋白为主，如鸡蛋、牛奶、肉类、豆制品等；每日热量摄入应达到每公斤体重 25 ～ 30kcal。肿瘤患者的体重可作为衡量蛋白质和热量摄入是否足够的标准。体重标准可按年龄、身高等参数，根据 BMI 公式计算，或对比患者治疗前后体重，进行自身对照。

第二，营养要相对平衡。

每天除充足、优质的蛋白质摄入外，肿瘤患者饮食应以低脂肪、适量碳水化合物为主。肿瘤患者的脂肪来源可以选择富含不饱和脂肪酸的橄榄油、菜籽油、亚麻籽油，或坚果，以及深海鱼类。还要注意补充维生素、无机盐、纤维素等，多食富含维生素 A、E 及 B 族维生素的食物。胡萝卜和维生素 E 都有防治癌症的作用，B 族维生素虽然不直接抗癌，但能调节人体多种生理功能，是人体新陈代谢所必需的。

第三，结合患者具体情况调整饮食。

肿瘤患者的食谱切不可单一。在制作饮食时，要尽可能做到：清淡和高营养、优质饮食相结合；质软、易消化和富含维生素的食物相结合；新鲜食材和寒、热、温、凉、平的食性相结合；摄入总量和患者脏腑寒、热、虚、实证候相结合。同时还要根据患者的消化能力，采取少量多餐，粗细搭配，流质、软食交替等进餐形式。吃饭时要创造愉悦气氛，尽量与亲属同进食等等。

第四，适当"忌口"。

许多癌症患者在治疗中经常提出这样一个问题——"忌口"。关于"忌口"，中医和西医都有一定的道理和经验，例如，不吃霉变的食物，被黄曲霉菌污染的食物具有明确的高度致癌性；酒能降低人体解毒功能和生物转化功能，使免疫力低下，故不宜过量饮酒；熏制、烧焦食物易使蛋白质变性，故不要过量食用熏制和烧烤食品。这些都是从现代科学的角度提示人们某些食物的高度致癌性。

中医营养学认为，肿瘤患者的饮食疗法，宜根据食物本身的四气五味，结合病人的情况"辨证施食"，切勿因饮食不当加重病情。首先要结合病情所属中医病性及发病诱因，针对疾病的寒热虚实等证候，结合食物的性味全面考虑。凡于病情不利的饮食都要忌食。其次要因病而异、因人而异、因治疗方法而异，但仍应遵循科学依据，不必故弄玄虚，过分苛刻地"忌口"。

二、根据肿瘤特点调整饮食

肿瘤患者应根据不同肿瘤的特点调整饮食。以肺癌患者为例，肺为娇脏，喜润恶燥，肺癌患者肺功能受损，呼吸道抵抗力较低，要绝对禁烟和辛辣之品，有胸水时还要限制盐的摄入。咳嗽多痰者宜吃萝卜、杏仁、橘皮、枇杷等宣肺止咳化痰的食物。肺与大肠相表里，肺癌患者还需要保证食物中的纤维成分，保持大便通畅。消化道肿瘤与饮食关系尤为密切，其中食管癌与进食过快、过烫有关；胃癌与进食腐败、霉变食物，或过多进食腌制食物有关；大肠癌的发生与过多进食肉食相关。因此，消化道肿瘤患者要改变既往的不良饮食习惯。

肿瘤患者还应根据肿瘤部位调整饮食的寒热。如头颈部肿瘤、乳腺癌、前列腺癌、外阴癌、肛管癌、宫颈癌、体表恶性黑色素瘤位近肌表多偏热，患者不宜进食性温香燥类食物，恐易助热生火，如水产品之带鱼、鲤鱼、鳝鱼等，肉类之羊肉、狗肉、驴肉等，蔬菜之韭菜、香菜、茴香等；腹盆腔肿瘤如胰腺癌、肠癌、肾癌、卵巢癌、子宫内膜癌等多偏寒，要忌生冷的水果、寒性蔬菜、海鲜等。

还要根据肿瘤的病理来调整饮食，如鳞癌要忌辣；神经内分泌癌要忌辣与甜（包括水果、蜂蜜、蛋糕、糖、红薯、酸奶、枣、酸奶等甜味食品）；黏液腺癌要忌甜、少肉；出现癌栓要忌过咸等等。

三、根据治疗手段调整饮食

放疗在中医被视为热毒之邪，最易耗伤津液，出现阴津不足症状，如口干纳少，舌光红无苔，时有恶心。这时应禁忌辛热、香燥伤阴的药物和食品。可多吃蔬菜、瓜果等性质寒凉的食物，但不可过多，否则会影响患者的胃肠功能。对于放射性肠炎的患者，急性期应避免煎炸熏烤等油腻食物、高纤维食物、产气多的果蔬（如洋葱、萝卜、葱等）及刺激性食物。

化疗过程中患者常出现恶心、呕吐等消化道反应，此时药物对胃黏膜刺激较大，宜食清淡、低脂食品，慎食高脂、油煎、生冷、高糖之品。不同的化疗药物也需要适当调整饮食，如氟尿嘧啶、伊立替康易导致剧烈腹泻，故用药时应忌菠菜、蜂蜜、梨等寒凉滑肠之品。

此外，在化疗及靶向治疗过程中，应禁食西柚。研究表明，西柚与多种抗癌药物都会发生交互作用。因为西柚中的呋喃香豆素及其化合物对CYP3A4活性有强烈的抑制作用，CYP3A几乎参与了现今使用的近半数药物的代谢。因此过多食用西柚会干扰抗癌药物的代谢，从而影响药物在体内的疗效。同样具有类似效果的水果还包括柚子、石榴、橙子、柿子、黑桑葚、葡萄、提子、黑莓、杨桃等。

四、特别提醒

有人经常与我讨论，水果、肉食都不让吃，还能吃什么？维生素怎么办！我明确告诉他/她，蔬菜、面食都可以吃，它们含有大量维生素。假如不吃肉身体虚，可以通过艾灸补充能量，效果远超肉食。肿瘤患者年龄较大或经历过手术、放化疗，脾胃功能很弱，进食肉食很难消化，未能很好消化的肉食变为痰湿，反而为患。

几十年临床经验证实，针对每位患者制定科学合理饮食生活方案，患者如能认真坚持，疗效绝大多数都很好。恰恰一些患者不能贯彻如一，或者不遵守科学合理的饮食，肆意妄为，不合理的饮食生活习惯继续为肿瘤提供营养，肿瘤往往会迅速复发、转移。

很多人喜欢水果，有些人拿水果当饭吃，殊不知水果是多数肿瘤的帮凶，脑瘤、胰腺癌、膀胱癌、卵巢癌等手术很难切净的肿瘤与进食过多的甜食密切相关。

我们生活中的咸、甜、肉食、海鲜、生冷之品与肿瘤的发生发展密切相关，它们是肿瘤生长的温床，科学合理的饮食也是防治肿瘤的关键因素之一。

肿瘤各论篇

第一章　肺癌（附胸膜间皮瘤）

在中国，肺癌依然是发病率和死亡率均为第一的癌症。2020年，中国有超过81万人新患肺癌，占中国新确诊癌症人数的11.6%，即不到6位患者中就有1位是肺癌。中国有超过71万人死于肺癌，占中国癌症死亡人数的23.8%，几乎每4个因癌症死亡的病人中就有1个是肺癌。我科中西医结合治疗肺癌特色明显，疗效显著，肺癌是我科治疗的一个优势病种。

一、中医对肺癌的认识

中医古籍中，虽然没有肺癌的病名，但是类似于肺癌症状的病名散见于"肺积""咳嗽""哮喘""咯血""息贲""胸痛""痰饮"等病症中，诚如《杂病源流犀烛》所言："邪积胸中，阻塞气道，气不宣通，为痰为食为血，皆得与正相搏，邪既胜，正不得而制之，遂结成形而有块。"《外科证治全书》亦云："息贲，肺之积也，气逆背痛，因肺虚痰热壅结所致。"

（一）病因病机

肺癌的发病非单纯肺气不足或肺脾两虚，而是脾、肺、肾三脏虚损，外邪乘虚而入，痰湿血瘀阻络，久而成积。肺脾肾虚是本，痰蕴、血瘀、络阻、癌毒、表闭是标。其中，瘤络瘀阻是肺癌的发生决定性因素。东汉华佗在《中藏经》中明确指出，肿瘤的发生非独气血壅滞而致，更有五脏六腑蓄毒"不流"这个内在原因，"不流"是因为瘤络瘀阻。概括起来主要病机为正虚邪实，瘤毒始生；瘤络瘀阻、痰瘀癌毒胶结；玄府郁闭，肺气不宣，加重气滞血瘀津停痰热。

（二）辨治要点

气短是肺脾不足的表现；气喘、咽咸、痰咸是肾虚的主症；背痛、背紧、胸水是肌表寒湿；咳嗽气急、阵作为肝气犯肺；动则咳嗽为脾虚；深吸气作咳为脾胃气滞；喝热水、进热食咳嗽为会厌部位瘀血所致。

此外可从肿瘤分子标志物、病理分型、肿瘤原发灶位置、肿瘤转移灶、肿瘤分期加以辨证。肺癌不同病理类型中医证型亦有别，如腺癌多为外周病灶，常见于不吸烟患者及女性患者，腺癌细胞常伴黏液产生，多偏寒；肺鳞癌多生长在主支气管附近，位置靠近肺门，病位偏表，故认为鳞癌多为阴虚内热；小细胞癌于吸烟者多见，且多年肠胃功能不好，位近肺门属火者多，容易出现淋巴结转移、脑转移，且病灶包绕支气管管壁，湿热为主。

不同转移部位也能协助辨证，如脑转移为痰热夹风，应祛风化痰清热；胸膜转移出现胸水为阳虚水聚表闭，应补阳散寒祛湿；胸膜转移出现疼痛多为血瘀，当加强活血通络；肝转移为血虚，当补肝血；淋巴转移为痰湿流注，应加强化痰利湿；骨转移固然有肾虚因素，与少阳三焦和胆密切相关，解表散寒祛痰必不可少；心包转移出现心包积液，宜温阳利水；多个脏器转移元气已大虚，应大补元气。所以在治疗出现转移的肿瘤时，不能只盯着原发灶，而且要兼顾转移灶，有时转移灶的部位和表现对辨证更有意义。

二、针刺选穴指南

（一）针刺指南

基本穴：①胸肋关节。②太极六合针法选兑位、乾位、坤位、坎位。③太溪、太渊、公孙、曲池、天泽、尺泽、肺俞、心俞、膈俞。④病灶背部体表投影部位火针。⑤肺俞、定喘穴周围结节刺络拔罐。

可配合云门、中府、章门、京门、膻中、天突、巨阙穴。

注：①胸肋关节针刺进针点选在胸骨柄边缘 2cm 处，用毫针向胸骨柄方向平行进针，可以理气宽胸化痰，治疗纵隔、肺门肿物效果显著。②六合针法补益作用强，适合体弱患者。

加减：胸闷胸痛，加阳陵泉下 3 寸、内关；痰中带血，加曲池、足三里；背痛，加后溪；食欲不振，在胃的四周根据针刺部位不同或浅刺或深刺；喘息，加内关、太冲、期门、天突、巨阙；咽痒、进食咳嗽，由天容穴进针向咽部针刺、金津玉液刺络；咳嗽频频，加太冲、肺俞（刺血）、阴陵泉；深吸气作咳巨阙穴毫韧针松解。

（二）艾灸指南

艾灸中脘、身柱、关元补益脾肺肾，改善免疫功能。治疗胸水可艾灸期门、章门、京门等穴，解表散寒祛湿。少量心包积液艾灸虚里，温阳利水。

（三）刮痧指南

脉濡或右寸浮紧时，可在背部督脉、膀胱经刮痧散寒祛湿解表；如痧出不利，可用毫针背部浅刺、散刺，再刮痧，促进表邪外出。

（四）拔罐指南

小细胞肺癌湿热较重，湿邪黏腻不易祛除，背部膀胱经拔罐可以协助祛除肺内、肌表湿气，明显提高小细胞肺癌放化疗疗效，减少小细胞肺癌复发。操作为：负压拔罐半小时以上，待皮肤出泡，起罐，用 1mL 注射器针头点破水泡，挤出液体；再在原部位拔罐半小时以上，待起泡后起罐，用 1mL 注射器针头点破水泡，挤尽泡内液体，在起泡部位碘伏消毒，盖纱布固定，视皮肤恢复情况 3 ～ 7 天拔罐 1 次。

三、典型病例

案例 1. 原发性肺癌验案

患者男，59 岁，河北人。2018 年 8 月因咳嗽、咯血于某肿瘤医院行胸部 CT 示：右肺上叶癌，肿物最大横截面 9.9cm×6.8cm，伴远端肺不张，纵隔 2R、4R 区小淋巴结。病理示：高度可疑鳞癌细胞。外科大夫告知病灶太大，已经失去手术机会，万般无奈，经人介绍，抱着将信将疑的心态，患者遂就诊于北京中医药大学第三附属医院针灸微创肿瘤科。

入院后予紫杉醇＋顺铂化疗联合中医治疗的综合治疗方案，2018 年

9～11月期间共化疗4周期，针灸方案：①包括给予胸肋关节毫针针刺。②针对右肺病灶，在病灶体表投影处毫韧针松解结节和火针围刺。③夹脊穴火针点刺；④艾灸中脘、气海、关元补益元气，每日1次，每次1小时。4周期化疗后肺部肿瘤病灶明显缩小。2018年12月于北京某医院行右肺上叶切除根治术，术后病理：中分化鳞状细胞癌。因为新辅助化疗效果明显，手术大夫直接告知患者："你治疗效果这么好，还是回原治疗医院配合中医化疗吧。"

请看图14、图15：胸部CT（肺窗）。

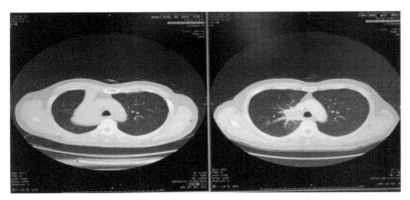

图14　2018年8月31日　　　　图15　2018年10月12日

请看图16、图17：胸部CT（纵隔窗）。

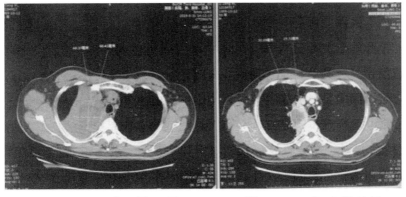

图16　2018年8月31日　　　　图17　2018年10月12日

在化疗期间，艾灸中脘、气海、关元补肺益肾，培补元气；夹脊穴火针针刺，增强患者的免疫力，扶正抗瘤；针对右肺临近肺门病灶，在胸肋关节毫针针刺、后背体表投影处毫钑针松解结节和火针围刺，这些局部治疗可以解除瘤络瘀阻、抑制肿瘤生长，同时弥补全身治疗的不足，让免疫力"火眼金睛"地寻找病灶，让化疗药"精确制导"打击肿瘤，通过这样的中西医结合综合治疗，瘤体明显缩小，不仅让患者获得了手术机会，而且也让患者在经过一系列攻击性治疗后，仍然正气内存。

案例 2. Ⅳ期小细胞肺癌验案

患者男，69 岁，山东省淄博人。小细胞肺癌纵隔淋巴结转移、脑转移。在某肿瘤医院 EP 方案化疗，4 个周期效果不佳。经人介绍在 2020 年 12 月 3 日来诊，给予中药口服、颅荐椎松解、背部膀胱经拔罐治疗，每周 1 次，再行 EP 方案两个周期化疗，复查脑 MRI 示：脑转移灶明显缩小，已不清晰，肺部病灶缩小 1/2。

松解颅荐椎可以降颅压，有利于药物通过血脑屏障；背部膀胱经拔罐可以祛湿气（作用类似治疗胰腺癌的聚乙二醇重组人透明质酸酶），明显提高化疗疗效。

四、肺癌经验方

煅海浮石 50g（先煎），白英 20g，百合 30g，知母 20g，砂仁 10g（后下），干姜 10g，熟地黄 30g，生黄芪 50g，焦山楂 30g，当归 20g，升麻 3g 地龙 10g，山茱萸 30g，守宫 30g（打），蜈蚣 3 条，红豆杉 6g。

据病理加减：鳞癌、小细胞癌加金荞麦 30g，冬凌草 30g，烧干蟾 5～10g；腺癌加龙葵 15g，附片 10g（先煎），桂枝 10g，川椒目 10g，皂角刺 10g。

据症状加减：有病灶者加烧干蟾 5～10g；气短乏力者加党参 15g，配合灸气海、关元穴；痰少黏难咳者，查有无真菌感染，有真菌感染用抗真菌药物，其他可用西药化痰，如糜蛋白酶、沐舒坦、乙酰半胱氨酸，中药加青礞石 30g（先煎）、黄芩 15g 或控涎丹；喘甚，活动后加重，加生赭石 30g（先煎），蛤蚧 3 对，山茱萸 30g，苏子 15g，沉香末 3g（分冲）或复方丹参丸；胸痛如锥刺，疼有定处，加乳秀 10g，没药 10g，或局部刺拔罐艾灸；痰中夹有血加三七粉 3g（分冲），血余炭 10g，花蕊石 20g（先煎），或孔最穴注射血凝酶；高热脉实者予安宫牛黄丸口服，低热者加地骨皮 15g，银柴胡 10g，青蒿 20g（后下），牡丹皮 10g；肺内痒者加何首乌 30g，防风 30g；咽痒咳嗽者加车前子 30g，僵蚕 10g；便秘者加生白术 60g，酒大黄 6g；失眠加蝉蜕 10g，夜交藤 30g；卧则咳嗽加制酸药物，如法莫替丁、雷尼替或煅瓦楞子 15g；干咳加败酱草 30g，制附子 10g（先煎）。

据转移部位加减：胸膜转移见胸水加九味羌活汤，同时外敷治疗胸水中药膏、针刺（见恶性积液治疗部分）；心包转移多见于小细胞癌、腺癌转移，出现心包积液者艾灸虚里、关元穴；脑转移加生赭石 30g（先煎），川芎 40g，苍术 15g，泽泻 30g，配合药灸百会、关元穴；肝转移加炒白芍 30g，山茱萸 30g；骨转移加土鳖虫 6g，补骨脂 30g，菊花 15g，羌活 10g；淋巴结转移加海藻 30g，蜈蚣 6 条；胸膜疼痛加复元活血汤；胸膜闷痛加控涎丹。

特殊用药：肺癌空洞咯血，可见于鳞癌病灶过大、中央坏死、贝伐单抗治疗后引起，这种出血一般止血药物很难控制，可用合欢皮 30g 水煎来止血。

手足皲裂：用吉非替尼、厄洛替尼治疗后会出现手足皲裂，用紫草 15g，生地黄 30g，玄参 20g，白及 10g，百合 20g，桑叶 10g，每日 1 剂，水煎外洗，效果很好。

红色皮疹：许多靶向治疗药物会引起皮疹，有的非常严重，部分长在面部影响美观，可用土茯苓、连翘、金银花、苦参、夏枯草、牡丹皮等药，水煎，用纱布蘸药，敷在病患处，每日可多次。

放射性肺炎：为肺癌、食管癌、乳腺癌放疗常见的不良反应，目前西医学对该病尚无良效，中药治疗效果较好。笔者的经验主要靠问诊，是否存在气短不足以吸、痰或咽部有咸味，有咸味用金水六君煎加减，气短不足用升陷汤，两者皆有者用两方合方，效果不错，同时据症状调整用药。如极其顽固，常规用药无效时用金银花 20g，紫菀 12g，款冬花 12g，虎杖 15g，桔梗 15g，瓜蒌 12g，败酱草 20g，鱼腥草 20g，百部 10g，杏仁 10g，桑白皮 12g，芦根 12g，白茅根 10g，桃仁 10g，冬瓜仁 10g，薏苡仁 12g，黄精 10g，白及 10g，海蛤粉 15g，甘草 6g，知母 15g，黄柏 12g，女贞子 10g，每日 1 剂，咯血再加仙鹤草 12g，水煎服，此乃唐山一去世名医治疗支气管扩张方。支气管扩张与放射性肺炎、肺纤维化有许多相似之处，故用它治疗放射性肺炎、肺纤维化效果满意，不妨用之。支气管扩张巩固方是黄芩 10g，金银花 20g，生地黄 10g，元参 12g，款冬花 12g，葶苈子 12g，虎杖 15g，陈皮 12g，半夏 12g，白术 12g，瓜蒌 12g，杏仁 10g，桑白皮 12g，芦根 12g，桃仁 10g，冬瓜仁 10g，黄精 10g，海浮石 12g，海蛤粉 15g，女贞子 10g，枸杞子 10g，鱼腥草 20g，打丸，每丸 6g，每次 1 丸，每日 2 次。

肺癌晚期卧床咳痰无力、痰多者，极易因肺部感染导致患者死亡，西医对这种情况往往束手无策，中医用生姜 10 片、红枣 10 枚（掰开），煎水代茶饮，多能很快祛除痰涎。脾胃为生痰之源，生姜温胃化饮、红枣健脾，脾健饮化痰自消，药虽简单但取效甚捷，万万不可小视。也可用控涎丹治疗，往往 1 小时后痰液减少。同时艾灸中脘也有很好的疗效。

五、饮食生活调护

忌生冷、辛辣，忌烟酒：因为辛辣、刺激性食物及烟酒能刺激气管，损伤黏膜，使局部充血水肿，分泌物增多，引起呛咳或加重咳嗽，甚至引起黏膜破裂出血等。

避风寒：多穿衣，避风雨。

调情志：不生气、不悲观。

少食肉与海鲜：减少生痰产热。

小细胞肺癌忌甜：甜食包括水果、蜂蜜、蛋糕、糖、红薯、酸奶、枣、面包等甜味食品，即使是木糖醇做的糕点也不能进食。

附　胸膜间皮瘤诊治

恶性胸膜间皮瘤起源于胸膜间皮细胞，是一种特殊类型的高侵袭性肿瘤，发病年龄常见于 40 ～ 60 岁，可发生于胸膜的任何部分，临床以胸膜侵犯增厚、胸胁疼痛、恶性胸水等为主要特征，其进展迅速，近年来发病率呈上升趋势。

培美曲塞是目前治疗胸膜间皮瘤最有效的药物，但有效率不足 50%。临床发现，胸膜间皮瘤位在外周胸膜者治疗效果好，而在纵隔部位见肿瘤者效果很差。在纵隔部位有占位者可用培美曲塞加长春瑞滨，或单用长春瑞滨、EP 方案。同时，舒尼替尼对位近纵隔的胸膜间皮瘤有效，因为肿瘤位近纵隔偏热，故应用寒药舒尼替尼有效，且起效甚快，但应用时间不宜过长。培美曲塞既能治疗肺腺癌又能治疗胸膜间皮瘤，是因为肺腺癌位近外周且容易胸膜转移，性质与胸膜间皮瘤一样属寒。

胸膜间皮瘤中医治疗按肺腺癌辨证，因胸膜间皮瘤几乎皆有胸水，中医学认为属中医"悬饮"范畴，"病痰饮者，当以温药和之"，加强温阳化水力量。

一、针刺选穴指南

（一）针刺指南

基本穴：①病灶体表投影部位结节毫韧针松解。②胸肋关节针刺。③夹脊穴火针点刺。

（二）刮痧指南

脉濡或右寸浮紧时，可于背部督脉、膀胱经刮痧散寒，祛湿解表；如痧出不利，可用毫针背部散刺、浅刺，再刮痧，促进表邪外出。

（三）拔罐指南

胸膜间皮瘤患者湿气重，在背部膀胱经拔罐可以协助祛除胸膜、肌表湿气。

二、典型病例

案1：姜某，女，73岁，黑龙江省佳木斯人。2014年9月23日就诊，就诊时已确诊右侧胸膜间皮瘤半年，某肿瘤医院告知患者家属即使化疗有效，生存期也不过十个月。患者不满意西医治疗方案，遂找中西医结合方案治疗，在给予培美曲塞联合顺铂方案同时，给予胸肋关节针刺、病灶体表对应部位结节毫韧针松解，病灶明显缩小，至今近7年。7年中病灶略有增大时，针刺配合培美曲塞仍然有效，生活如常。

该患者化疗时配合针刺，未见化疗恶心、呕吐等症，效果满意。治疗期间病灶时有反复，仅略有增大，仍按原方案化疗，继续有效。我们团队实验证实，针刺不仅能增加肿瘤局部药物浓度，提高化疗疗效，还可以逆转化疗耐药，此为针刺值得称赞的作用之一。

案例2：刘某，男，56岁，北京市大兴人。2020年6月18日就诊，患者左侧胸膜间皮瘤两个月，疼痛，外院予培美曲塞联合卡铂方案治疗病灶不小反而增大，疼痛加重，口服奥施康定每日320mg，疼痛仍不缓解，自述疼痛VAS评分10分，日夜不眠十余天，眉头紧锁。就诊时以头枕臂，唉声不断，遂予左侧背腧穴火针点刺，针毕患者遂笑，笑声朗朗，问其疼痛几分时，患者说已减至2～3分，前后火针3次，疼痛未再发作。

胸膜原发或转移肿瘤引起的疼痛，阿片类药物效果不显或多数无效。我们曾试用疼痛点中药外敷、刺络拔罐、皮下结节毫韧针松解，效果皆不理想。学生张少强介绍的背腧穴火针点刺，往往针毕痛减，屡试不爽。

三、饮食生活调护

忌生冷、辛辣，忌烟酒；少甜食。

避风寒：多穿衣，避风雨。

调情志：不生气，不悲观。

如胸膜病灶较大，需忌过咸；如纵隔淋巴结增大，需少肉与海鲜。

第二章 乳腺癌

乳腺癌是女性最常见的恶性肿瘤之一。WHO国际癌症研究机构发布的最新全球癌症负担数据表明，乳腺癌2020年新发病超过肺癌，成为全球最常见的癌症。临床流行病学表明，乳腺癌发病率增加的原因有推迟生育、减少生育次数、肥胖和超重，以及缺乏体力活动等。我科在防治乳腺癌术后上肢肿胀及功能训练、乳腺癌免疫组化中医辨证均有独到见解。

一、中医对乳腺癌的认识

乳腺癌在中医属"乳岩""奶岩""乳石痈""妒乳"等范畴。

（一）病因病机

《医学汇编·乳岩附论》云："正气虚则为岩。"故正气不足、气血亏虚为乳腺癌的内因，为病之本，这也与近代多数名老中医对乳腺癌病因的认识一致。同时，女性多为七情所困，西医学证实乳腺癌与月经早潮、不结婚、不生育、育后不母乳喂养等因素相关，而这些因素多与情志相关，故《医学正传》云："乳岩……此症多生于忧郁积忿妇女。"情志不遂、肝脾郁结、冲任失调，导致脏腑功能紊乱、经络运行障碍，而乳头属足厥阴肝经、乳房属足阳明胃经、乳房外属足少阳胆经，经络受阻，久则聚痰化火酿毒，凝结于乳而成癌，正如《格致余论》所云："忧怒抑郁，朝夕积累，脾气消阻，肝气积滞，遂成隐核……又名乳岩。"乳腺癌发病还与熬夜有关。经临床观察发现，很大一部分乳腺癌患者有长期熬夜的习惯，中医认为熬夜有两大危害，一是伤阳气，阳气亏虚并不是都表现为寒凉之象，阳虚气化失司，无力化湿，痰湿流注，在乳腺癌多表现为锁骨上淋巴结转移、腋下淋巴结转移；二是耗肝血，《黄帝内经·素问》云"人卧血归于肝"，若长期熬夜，则血运于诸经，无法归于肝脏，则肝血得到不充养，故乳腺癌正虚多为肝血虚，可表现为头晕目眩、视力减退、肢体麻木、多梦、月经量少。乳腺靠近皮表，属火，所以乳腺癌偏火、偏热的人为多。

因此，乳腺癌的发病以气血亏虚为本，气滞血瘀、痰火毒结为标，整体属虚，局部属实，本虚标实，虚实夹杂，此为乳腺癌的核心病机，治以健脾、疏肝、祛火、化痰、抗癌。

（二）辨治要点

乳腺癌总的病因病机为肝郁脾虚，可结合免疫组化、肿瘤转移部位加以辨证。如 PR（＋），则局部偏热；ER（＋），则局部有痰火；HER-2（＋）则局部有寒。腋下淋巴结转移为肝郁较甚；纵隔淋巴结转移则痰火较重；锁骨上淋巴结转移则痰火与胃逆皆重。

乳腺癌病位近于表，位置偏上，治疗时可疏风解表、引气血下行协助治疗。

二、针刺选穴指南

（一）针刺指南

基本穴：①胸肋关节；②太极六合针法选震位、巽位、坤位；③期门、乳根、天池、消块、膻中、天宗穴、太冲、阳池；④肿物四周围刺等。

加减：乳房刺痛，加太渊、内关、外关、后溪；睡眠不佳加神门、大陵、委阳穴下 2 寸。

如术后术口周围紧／或疼痛，应立即做局部结节毫韧针松解，此可预防乳腺癌术后复发。

（二）肢体功能锻炼

1.预防术后上肢水肿：如有腋下淋巴结清扫术，术后立即将患侧肢体手腕持续向上悬吊，约一周左右，可预防术后上肢水肿。

2.患侧上肢伸展运动：坚持患侧上肢伸展运动，可有助化疗时患侧腋下淋巴结缩小消失。练瑜伽也有助于上肢水肿消退。

三、典型病例

王某，女，60岁，北京人。左乳腺肿物8月余，腰骶部疼痛5月余。

2012年6月发现左乳外上象限肿物，米粒大小，质硬，活动度差，伴乳房疼痛，10月份腰骶椎疼痛，活动后加重。12月31日在某肿瘤医院骨扫描左肱骨、右肩胛骨、右第七肋左前1、5肋、胸腰椎多节椎体、双侧髂骨放射性增高灶，考虑骨转移。左乳穿刺病理浸润性导管癌，2级。2013年1月22日在我院行胸腰椎转移瘤减压术，椎弓根钉内固定，腰椎椎体球囊扩张椎体成形术，行TA方案化疗一次。就诊时左侧乳房、腹部间断性疼痛，腰骶椎、左侧大腿持续性疼痛，间断性加重；卧床为主，下肢活动不利。

超声左乳外上象限可探及1.9cm×2.1cm×3.5cm实性肿物，边界不清，凹凸不平，内部可见钙化灶，肿块内未见明显血流信号。左腋窝下可见淋巴结，大小0.76cm×0.65cm，肿瘤坚硬如石。

自4月7日起在膻中、消块、肿物四周、期门、乳根、肩平穴针刺。

8日触摸肿瘤较前缩小，周边界限清，仍固定，疼痛减轻。

9日在膻中用浮针向肿瘤方向扫播，期门、乳根刺血拔罐，余同前。

10日可见肿瘤缩小明显，肿瘤较前变软，疼痛明显缓解。

11日肿瘤继续迅速缩小，而且肿瘤整体较前变软，如一块软肉，仍轻微疼痛。

后开始化疗，肿物继续缩小。

围刺是针刺抑瘤主要治疗手段，也是最有效手段。绝大多数首先是肿瘤变软，然后变小。

四、乳腺癌经验方

当归 15g，炒白芍 15g，赤芍 15g，柴胡 5g，茯苓 20g，炒白术 15g，薄荷 10g（后下），蒲公英 20g，荔枝核 15g，橘核 15g，山慈菇 15g，青皮 6g，守宫 10g，焦山楂 30g，红豆杉 6g，每日一剂，水煎服。

五、饮食生活调护

不生气，调情志。

忌辣（包括烟酒）。

保睡眠，不熬夜。

少肉与海鲜，少吃腌制食物与油炸食物。

HER-2 FISH 检查如为（＋），要忌生冷、避风寒保暖（多穿衣）。

病理如为黏液性癌要忌甜食。

第三章 大肠癌

大肠癌是临床常见肿瘤之一，其全球发病率位于第三位，死亡率为第二位，值得注意的是，肠癌发病年龄正在年轻化。我国近70%～80%大肠癌在直肠，其中半数在低位。低位直肠癌保肛控便是难点，也是重点。针刺在低位直肠癌保肛控便方面发挥极为重要的作用，是我研究的重点、亮点。

一、中医对大肠癌的认识

大肠虽为独立的六腑之一，但与脾胃有千丝万缕的联系。大肠既受脾胃化生气血荣养，又受脾胃产生痰湿所困，容易出现淋巴结转移，所以大肠癌的治疗以治疗脾胃为主。

首先，大肠癌患者常因过食肥甘厚味，或醇酒辛辣，日久损伤脾胃运化功能。脾失健运，酿湿生热，湿热交蒸，浸淫大肠，下注肛门，阻塞气机，久蕴成块，发为肠积。对此古人早有认识，《医宗金鉴》中就记载："此病有内外阴阳之别，发于外者，由醇酒厚味，勤劳辛苦，蕴结于肛门，两旁肿实，形如桃李，大便秘结，小水短赤，甚者肛门重坠紧闭，下气不通，刺痛如锥……发于内者，兼阴虚湿热下注肛门，内结蕴肿，刺痛如锥。"

其次，脾主运化，肾司气化，脾虚运化无力，势必求援于肾，日久过耗则必致肾之精气匮乏，甚则耗散精气而损及其他脏腑，因而病至。脾肾虚者多为诸损病证，张景岳在《景岳全书》中曰："凡脾肾不足及虚弱失调之人多有积聚之病。盖脾虚则中焦不运，肾虚则下焦不化，正气不行则邪滞得以居之。"大肠属脾胃所主，脾主运化，脾胃虚弱则痰湿不运，出现淋巴结转移；脾胃为气血生化之源，脾胃弱则生血不足，肝失所养，易出现肝转移；土为金之母，脾胃虚弱则肺失所生，则多见肺转移。

此外，大肠为手阳明经，在《内经》中阳明燥金是指肺与大肠，治疗肺宜辛凉以助肺之收敛，治疗大肠也应运用辛凉之品，在《伤寒论》中阳明病篇的许多名方就遵循这一点。利用运气学推算患者的五运六气，假如患者没有土和水的因素仅有金的因素，化疗方案选择应用含奥沙利铂的方案，这样才能有好的疗效；如有土和水的因素，就应用温热之品的化疗药物，如依立替康、贝伐单抗等药物。

故如《医方考》所言："脾胃者，土也。土为万物之母，诸脏腑百骸受气于脾胃而后能强。若脾胃一亏，则众体皆无以受气，日见羸弱矣。若治重症者，宜以脾胃为主。"因此，大肠癌治疗应以健脾益肾为主，再据转移部位，或养肝血，或养肺气。在此基础上，大肠癌分为偏热、偏寒两大类型，一般而言结肠癌偏寒、直肠癌偏热，如术前大便偏干、臭秽者偏热，术前慢性腹泻清稀者或出现腹水者偏寒。

二、针刺选穴指南

（一）针刺指南

结肠癌基本穴：①太极六合针法选乾位、艮位、坤位、坎位；②天枢、中脘、章门、痞根、下脘、大横、腹结、气海、中极、上巨虚、下巨虚、大肠俞、脾俞、胃俞；③病灶体表投影部位围刺。

低位直肠癌基本穴：①八髎火针针刺；②腰阳关、会阴、长强针刺。

加减：肠鸣，加水分、水道、阴陵泉；便秘，加支沟、足三里；腹泻，艾灸神阙；腹痛，加阴陵泉、内关、腹痛阿是穴。

直肠肿瘤多与直肠局部瘀阻有关。直肠局部瘀阻既可以表现为周围淋巴结转移，也可表现为附近区域的红斑、压痛以及皮下结节等。根据直肠及周围筋膜、肠系膜、肌肉等的解剖特点，找一些相关反应点：①腰骶尾椎刮痧点；②肛门指诊肌张力高应点；③小腹部皮下结节；④左侧髂骨、耻骨联合部位压痛点等。

临床上可针对相关反应点进行干预治疗，包括：①腰骶椎刮痧点刺血拔罐；②八髎穴火针针刺；③会阴穴毫针针刺，长强穴沿骶椎前进针；④据肛门指诊高应力侧进针；⑤小腹部结节毫钩针松解；⑥耻骨联合部位压痛点毫钩针松解。

（二）艾灸指南

艾灸中脘、关元补益脾肾，改善免疫功能。非放疗腹泻可艾灸神阙穴，半小时以上。

（三）拔罐指南

腹盆腔肿瘤湿热或寒湿较重，神阙穴拔罐可以协助祛除腹盆腔湿气，明显提高放化疗疗效。

（四）手法治疗

抖腹直肌：患者取仰卧位，医者站患者右侧位，双手垂直腹壁将腹直肌抓起，动作缓慢，用力循序渐进，保持腹直肌尽力拉伸，做小幅度抖动，频率每分钟 100 次左右，自剑突开始到耻骨联合结束，持续 5～10 分钟。可调畅腹盆腔气机、协助宽胸。

三、典型病例

案例 1. 针刺配合新辅助化疗手术保肛典型病例

患者，男，38 岁，云南人。超低位直肠癌患者，肿瘤距肛缘 2～4cm，约占肛周面积的 3/4，坚硬、固定，肿瘤侵犯肠浆液层与右侧提肛肌的界限尚不清楚，肠周肿大淋巴结，cT4N2M0，Ⅲc 期。患者强烈要求保肛，肿瘤距肛缘 2cm 还浸透浆膜层与肛提肌界限不清，肠周淋巴结肿大，不用说保肛，就是肿物也难以切除干净。先行 6 个周期化疗，瘤体变化不大，瘤体对化疗不敏感。我们在化疗同时配合火针围刺，6 个周期后瘤体消失，

2017 年 6 月 21 日行经 ISR 手术，术后病理完全缓解，患者在 2017 年 11 月造口还纳，过着正常人生活。

此例患者针刺逆转了化疗耐药，提高化疗疗效。

患者朱女士，安徽人，54 岁，这个患者最棘手的问题不是肿瘤大小，而是距离，距肛缘仅 1cm 可见约 2.5cm 的隆起肿物，环周约 3/5，表面质硬，肠周有多个淋巴结，分期为 cT3N2M0，属Ⅲ B 期。这个患者从开始治疗就以火针配合化疗，治疗 6 个周期后于 2017 年 8 月 13 日行经 ISR 手术，术后达到病理完全缓解。此案例是肛直肠外科界很难无瘤切除保肛的手术。此例患者的肿物距肛缘 1cm，尚有淋巴结转移的超低位直肠癌患者，通过针刺增加化疗疗效，6 周期化疗术后，病理完全缓解。

案例 2. 针刺配合化疗保肛：观察与等待

患者男，65 岁，河北省泊头市人。直肠下段距肛门 3.1cm 处肠壁不规则增厚，长度约 3cm，未见淋巴结显示，T2N0M0 可能大。穿刺病理提示直肠腺癌。考虑到患者远期的生活质量及强烈的保肛意愿，建议行新辅助化疗后再考虑择期手术。患者先后于某医院进行了 13 个周期的化疗。经多学科专家会诊，从第 2 周期化疗开始配合八髎、腰阳关、长强火针针刺 11 周期。

2017 年 8 月患者复查，肛门指检未扪及明显肿物，指套无血迹。肠道超声示距肛门 3cm 见直肠前壁不规则瘢痕，表面尚光滑未见肿物及溃疡，肠腔无狭窄，病变长约 0.7cm，yT1-2N0M0。经评估达到临床完全缓解，后继续口服卡培他滨观察治疗 2 周期。此后患者定期复查、长期随访，截至 2021 年 6 月 19 日患者已在针刺配合化疗达到临床完全缓解后生存 46 个月。

有的患者在肿物消失后不愿手术，可采取等待与观察策略。针刺联合化疗助瘤体消失，圆了患者的保肛梦。

案例 3. 单纯针刺保肛

周某，女，38 岁，北京市西城区人。2018 年 1 月 2 日在某医院肠镜检查时发现直肠隆起性病变，病变近肛门口，大小约 1.5cm，病理直肠中分化腺癌。1 月 16 日某肿瘤医院核磁检查显示直肠下段右前壁可见溃疡型病变，肠壁局限性不规则增厚，最厚处约 9mm，DWI 呈高信号，增强扫描见不规则强化，病变穿透肌层，局部外膜面尚完整，病变超过肛提肌与直肠交界水平。直肠周围系膜内见多发淋巴结，较大者约 8mm×7mm，意见：直肠下段占位，考虑恶性可能性大。在某医院 XELOX 方案化疗 4 周期后复查核磁，提示直肠癌治疗后较前好转，部分纤维化。直肠周围多发淋巴结较前缩小。外科医生无法手术，告知患者回家休养，定期复查。

患者非常忧虑，2018 年 6 月 2 日来诊，经火针针刺八髎、抖腹直肌、毫韧针松左下腹结节配合中药治疗，7 月 3 日核磁复查提示肿瘤局部纤维化，未见确切残留病灶，直肠周围多发淋巴结同前。这是一例针刺让瘤体消失的病例。截至 2021 年 2 月 14 日患者已在达到临床完全缓解后生存 30 个月。

有些超低位直肠癌即使肿瘤缩小，因瘤体位置太低也不能进行保肛手术，这时针刺可以明显消瘤，让患者实现保肛，无忧地等待与观察疾病的情况。

案例 4. 针刺控便案例

赵某，男，76 岁，河北省唐山人。2018 年 6 月患低位直肠癌，肿物距肛缘 3.1cm，针刺配合化疗行 ISR 保肛术。虽然保肛成功，但回纳手术后无法控便，每天几十次排便，夜里也不例外，一躺下就有便意，每次就一丁点，大便很急，无法控制，不得不使用纸尿裤，几乎不能出门，没有生活质量，特别后悔保肛手术，遂八髎火针针刺、会阴与长强针刺；艾灸神阙穴，1 次后腹泻次数减为十几次，大便多数成型，容易控制。5 次后大便次数变为 10 次左右，可以不用纸尿裤外出活动。

低位前切除综合征是低位直肠癌保肛术后最为棘手的国际难题，许多外科医生不乐意保肛，其中一个原因是保肛后控便问题难以解决，我们针刺、艾灸配合中药很好地解决了这个国际难题，针刺起最为主要的作用。

此外还要介绍一下八髎、会阴、长强针刺也能很好治疗放疗引起的小便失禁。一位宫颈癌患者放疗后小便失禁，治疗一次小便就恢复正常。

四、大肠癌经验方

肠癌便秘者：苦参 20g，炒黄芩 15g，当归 15g，马齿苋 30g，红藤 10g，党参 15g，炒白术 15g，茯苓 20g，生甘草 3g，陈皮 10g，清半夏 10g，蜈蚣 3 条，干姜 10g，炒白芍 15g，生黄芪 30g，焦山楂 30g，守宫 10g。

肠癌腹泻者：党参 15g，炒白术 15g，茯苓 20g，生黄芪 30g，炙甘草 3g，陈皮 10g 清半夏 10g，蜈蚣 3 条，干姜 10g，白芍 15g，当归 20g，乌梅 30g，石榴皮 15g，焦山楂 30g，守宫 10g。

大肠癌容易发生淋巴结、肺与肝转移，淋巴转移为痰湿流注加强化痰利湿；肝转移为血虚当补肝血，可加山茱萸 30g，当归 30g，炒白芍 30g；肺转移为肺气阴不足、痰湿不化，应加强补肺之气阴、化痰散结，可加生黄芪 50g，知母 20g，升麻 6g，海浮石 50g（先煎），白英 20g，百合 30g；多个脏器转移元气已大虚，应大补元气。

其他方面：肠癌造瘘术后不宜应用理气药物，理气药物会使大便更无规律、次数明显增多。肠癌腹痛患者应用鼠妇、红藤疗效较好，红藤治疗肠炎疼痛效果很好。直肠阴道瘘参考彭建中老师经验，用黄芪桂枝五物汤（重用黄芪 100g）促进瘘口愈合，加升阳四药（荆芥、苏叶、防风、白芷）以实大便，加赤石脂（祛湿固涩），加金银花、连翘、公英抗炎抑菌，加壁虎抗癌。

五、饮食生活调护

忌凉、甜，直肠癌忌辣。

少肉（包括白肉）、少油（包括奶油制品、油炸食品）与海鲜。

保睡眠，不熬夜。

多食炒熟蔬菜，保持大便通畅。

肠癌便秘者宜多吃富含纤维素的食物，如芹菜、韭菜、白菜、萝卜等，膳食纤维丰富的蔬菜可刺激肠蠕动，保持大便通畅；肠癌腹泻者忌菠菜、蜂蜜、梨等滑肠寒凉之品。

特别提醒：甜食不仅是肠癌重要诱因，也是肠梗阻重要诱因。

第四章　胃　癌

　　胃癌是最常见的恶性肿瘤之一，不同国家和地区有很大差别。近年来，东亚成为胃癌绝对病例数和死亡数增加的主要地区，而中国有全球近一半的胃癌病例数（46.07%）。胃癌的发生与幽门螺杆菌感染、遗传、不良饮食习惯等因素相关。早期约 1/3 患者无任何消化道临床症状，即使有也缺乏特征性表现，多数胃癌确诊已是晚期，丧失了最佳治疗时机。中医治疗胃癌效果令患者满意。

一、中医对胃癌的认识

　　中医古籍中虽无胃癌之名，但有关胃癌证候的描述尚有不少，可归为"胃脘痛""反胃"等范畴。早在《灵枢·邪气脏腑病形篇》中就说到"胃病者腹胀，胃脘当心而痛""饮食不下，膈塞不通，邪在胃脘"。《金匮要略·呕吐哕下利病脉证治第十七》也述："脉弦者，虚也，胃气无余，朝食暮吐，入而反出，故曰反胃。"

　　胃癌发病因素有饮食失节、肝气不舒、脾胃损伤、气结痰凝等，久则气血两亏、脾肾虚损。明代张景岳认为该病病因病机为"阳虚不能化"与"气结不能行"。《奇效良方》谓："夫反胃者，本乎胃。多因……饮酒过伤，或积风寒，或因蓄怒抑郁，宿滞痼癖，积聚冷痰，动扰脾胃，胃弱不能消磨谷食，遂成此症。"《景岳全书发挥》指出："膈者在胸膈胃口之间，或痰或瘀或食积阻滞不通，食物入胃不得下达而呕出，渐至食下即吐而反胃矣。"胃癌初起多由饮食不节、情志失调或劳倦内伤，致脾胃受损，肝气不舒，进而肝胃不和，脾胃气滞；继则脾胃运化失职，津液输布失常，痰湿内停，及肝郁气滞血瘀，痰瘀互结，日渐成积；病情迁延，久则气阳耗损，气血瘀结，痰瘀癥积益盛，气血亏虚，脾胃虚衰。归纳起来不外：胃癌同其他肿瘤一样，存在正虚邪实，正虚为脾胃肾虚损，邪实为痰湿瘀毒。

　　首先看正虚：对于胃癌的辨证，不应局限在胃，必当考虑脾，也当认识到肾在胃癌治疗中的作用。明代李东垣创立脾升胃降学说，清代叶天士提出脾胃分治学说，事实上脾胃一体，胃主纳、脾主运，脾胃健则气血生化充足、气机调畅，痰湿无化生之源。胃癌不仅是胃部疾患，表现为胃主受纳障碍，而且还可表现为脾虚症状，脾胃共病，迁延日久或先天肾气不足出现脾肾俱损症状。因此，胃癌的正虚表现为脾胃肾虚损。

　　再看邪实：①脾胃为生痰之源，脾胃弱则痰浊内生。而且《温病条辨·湿》指出："脾主湿土之质，为受湿之区，故中焦湿证最多。"因此无论湿邪困阻脾胃，或脾胃功能失调湿邪内生，作为病理产物的湿邪在脾胃病中均是常见的。此外脾胃之阳受损则化生水饮，表现为饮证。②脾胃位于中焦，斡旋中州，调畅气机，脾胃病则易出现气机痞塞、浊气在上清气在下的症状。③胃癌为阴证，从一般胃病到胃癌大约需要十余年时间，病久多瘀，而且从消化系统肿瘤舌质多为紫舌来看，胃癌存在血瘀。④我们认为一旦病灶存在，癌毒就与痰湿、气滞血瘀等致病因素在瘤络瘀阻部位共同致病，发为胃癌。可见胃癌的邪实表现为痰湿饮、气滞血瘀、癌毒等因素互结。

二、针刺选穴指南

（一）针刺指南

　　基本穴：①脾俞、胃俞、肝俞、膈俞刺络拔罐；②病灶腹部体表对应部位火针围刺；③金津、玉液刺络；④太极六合针法选艮位、坤位、坎位、震位；⑤巨阙、上脘、中脘、下脘、章门、痞根、天枢、足三里、内关。

加减：不能食，食后呕吐，加胃四周围刺；贫血，加血海、气海。

（二）艾灸指南

艾灸中脘、关元补益脾肾，改善免疫功能。上腹胀满，艾灸中脘；白细胞低下，艾灸中脘、气海、关元；贫血，艾灸膏肓、膈俞、脾俞、肾俞、命门。

（三）手法治疗

抖腹直肌，具体操作见大肠癌部分。

三、典型病例

案例1：贲门癌验案

患者男，56岁，河北人。2012年8月因进食呕吐、消瘦于当地医院胃镜检查示：贲门癌，肿瘤最大截面5.1cm×3.6cm。入院时不能进食、上腹部胀满轻微疼痛，主管医生在病灶腹部对应部位周围火针围刺，第二天仍然呕吐、不能进食，指导学生先在肝俞、胆俞、脾俞、胃俞刺络拔罐，然后在腹部病灶四周火针围刺。针毕不再呕吐，中午能进流食。后针刺配合TCF方案化疗4周期，肿瘤缩至1.3cm×0.9cm，请外科手术切除，至今健在。

案例2：胃癌验案

患者男，39岁，江苏人。2016年12月来诊，患者因胃底癌在某部队医院化疗病情进展，遂进食不畅、量少，日渐消瘦，无法化疗。在舌下金津、玉液刺络后上腹部饱胀感减轻，进食哽噎感不甚明显。针刺两次后进食明显增加，进行化疗，病情得到有效控制。

以上两例患者验案提示，针刺不仅能改善胃癌进食不畅症状，还可以明显提高化疗疗效。

案例3：不思饮食验案

患者男，63岁，湖北省武汉人。2014年8月诊治。患者胃癌大网膜、肝转移，Ⅵ期。就诊时患者形体消瘦，不思进食已两月余，基本卧床，懒言，恐惧吃饭，我在腹部胃的四周针刺，留针半小时后起针，正赶上午饭时间，让患者进食米粥，患者摆手说没有食欲，在大家的鼓励下，勉强坐在桌旁，开始用小勺将大米粥一勺一勺拨出，就剩一个小碗底米粥，患者不情愿往嘴里送，米粥到口中后感到有米饭香味，再吃一口，味道不错，将剩粥一饮而尽，又把拨出去的粥拿过来喝了，露出久违的笑容，说"这是近几个月吃的最香的一顿饭"。

改善肿瘤患者食欲对肿瘤患者来说非常重要的，然而目前西医学药物治疗效果不理想，我也是经历了许多弯路后，制定出中药口服、针刺、艾灸等多途径、多维度治疗方案，疗效远超西药。

案例4：胃癌昏迷验案

韩某，女，青年，山东人。为晚期胃癌患者。

2012年3月13、14日，Z（患者称呼）分别抽了腹水和胸水，之后明显虚弱。14日晚上，除原有的腹痛和低热外，还出现了一个新的症状"口渴"。得知她已好几天没有大便后，我要求Z妈第二天来医院给她灌肠。15日，Z妈说Z不肯灌肠，依然发热、口渴、肚子胀痛（以右腹部为主）。16日，Z右后腰也胀痛，并出现排尿无力，其他症状依旧。当时我推测排尿无力是盆腔肿瘤压迫造成的。17日早上，Z来电话说排不出尿了，想尿而尿不出。那天我本打算去某风景区住几天，见情况严重便取消了计划。当天下午，Z去了医院，插了导尿管，但只导出约50mL小便。后来又抽了腹水，之后腹痛、口渴、吐酸水、舌苔据说是白的，湿润。晚上临睡前与她通话时，她神志迷糊，用唱歌似的腔调不断地说话……我感到情况严重。一年前她几次病危昏睡时，也常说她梦见去世不久的奶奶和爸爸。

18日那天，Z的病情变得更为危险，全身浮肿，腹部胀痛难忍，肚子大得血管毕露，神志越来越迷糊，嘴里不停地吐黏液，呼吸困难，点滴也打不进了。医生说，Z随时可能去世。

半夜的时候，Z妈发QQ给我说：Z要走了，寿衣是不是先不穿？这条消息我是第二天早上才看到的。除此之外，我还看到Z母亲的QQ签名改成了"寂静的夜，宝贝啊，睡吧"。我问Z妈Z走了吗？她回答说是的。尽管心里早有准备，我还是感到突然。昨天我已经给她放生一次，今天她还是走了，看来这次Z真的气数已尽。我对Z妈说："奇怪的是，我昨天夜里睡得跟平时没有两样。"言外之意是，Z走的时候怎么不到梦里跟我说一声？

Z妈接着说："如果Z能活过来，我绝不会再训她。"我也为自己有时对Z不耐烦而感到后悔。Z妈又说："我相信Z有顽强的生命力。"我正对此话感到不解，她又说："Z的心电监护还没有撤掉。""难道她还没死？"我精神一振。Z妈说："夜里抢救过两次，现在已经没有反应了，心跳也没有了，数据表明已接近死亡，靠氧气才维持着微弱的呼吸。医生已经要求拔掉氧气。我还想再等等。"

得知Z还没被宣布死亡，我立刻决定作最后一搏，建议四逆汤＋来复汤敷脐，并请针灸医生艾灸关元穴，直接灸。四逆汤加来复汤敷脐，以前Z心衰的时候我给她用过，有一定效果。当初之所以采用敷脐，是因为药太热，内服容易造成出血，敷脐安全一些，只敷一天大多没事，回阳救逆力量的不足通过内服高丽参和其他中药加以弥补。这一次采用敷脐当然还因为Z已无法喝药。艾灸关元穴是我在黄金昶老师博客里看到过的急救法，我想不起他当时灸的是否只有关元一个穴位，也许还有神阙（肚脐），但我没有时间去核实，情况紧急时顾不了那么多。

我提出"最后一搏"建议的时间是上午9点40几分，中午12点左右，Z打电话给我了，虽然听上去很虚弱，但已经能说几句话了。1点多时，Z妈告诉我说："Z好了，又活过来了。"我问她："是自己活过来的，还是艾灸之后？"她说是艾灸之后，关元穴灸了好几壮，另外开大了氧气。敷脐药刚由 Z 的小姨送到，还没来得及用。因为走得急，Z 的小姨路上还摔了一跤。

2012 年 8 月 3 日，刚从一次肝转移癌破裂的危险中死里逃生的 Z 因故赌气拒绝服药，并把自己关在房里。到第二天，病情再次恶化，全身不停地抽搐（脑转移），再次被送进医院抢救。据说 Z 抽搐的情形很吓人，她的表姐和小姨都不敢进病房。医生称病情危重，没有希望了。从 8 月 4 日下午到 6 日，院方接连发了三张病危通知。

8 月 5 日中午，我劝 Z 妈再次尝试艾灸神阙、关元，Z 妈说看 Z 现在这么活着太遭罪，不想折腾了。不过当天下午，她还是找针灸科医生替 Z 艾灸了神阙、关元。结果到傍晚时，Z 好转很多，打了大半个小时的电话。

第二天，Z 的情况再次恶化，医院发出 Z 此次住院的第四张病危通知。我建议继续艾灸，并调整了中药。到第三四天，Z 终于又一次摆脱危险。

直至 2020 年 3 月份，患者的朋友短信咨询其外甥女考研的事项，告知 Z 还活着，从下病危通知至今已经 8 年！

艾灸绝不是养生保健这么简单，其在重病疑难病治疗中有明显的优势，值得我们同道好好地挖掘研究。

案例 5：贫血验案

患者女性，56 岁，北京市人。卵巢癌 IV 期，既往多次化疗，3 次手术治疗，此次复发后我院 TC 化疗 2 周期，贝伐株单抗联合 GP 方案化疗 1 周期后出现中度贫血（HGB71g/L，2018-12-17），发现贫血后嘱其艾灸单侧膏肓、膈俞、脾俞、肾俞以及命门，血红蛋白持续上升，目前贝伐单抗联合 GP 方案化疗第 4 周期中，血红蛋白维持在 95g/L（2019-01-25）。

四、胃癌经验方

清半夏 10g，炒黄芩 10g，黄连 5g，干姜 10g，潞党参 15g，蜈蚣 3

条，藤梨根 30g，炒白术 10g，守宫 10g（打），炒鸡内金 30g，茯苓 30g，桂枝 10g，生黄芪 30g，当归 20g，炒白芍 20g，每日一剂，水煎服。

五、饮食生活调护

调情志，不生气，不压抑情绪。

忌过咸，不食发霉之物。

加强营养，饮食易软、烂、容易消化，少吃甜腻、寒凉、油炸、腌制食物。

第五章 肝 癌

原发性肝癌是我国最常见的恶性肿瘤之一，具有发现晚、发展快、治疗难、预后差等特点。其早期症状隐匿，多数患者就诊时已属中晚期，能手术切除者甚少，即使手术切除，术后 5 年复发率仍高达 60% 以上，小肝癌复发率也高达 40 ～ 50%。许多患者或为弥漫性肝癌、或伴有腹水、或伴肾功能不全，难以接受手术、肝动脉栓塞化疗、冷冻等治疗。中西医结合治疗是提高肝癌疗效的重要手段。我们在门静脉癌栓症状诊断、早期治疗等方面经验较为丰富。

一、中医对肝癌的认识

肝癌属中医"肝积""肝著""癥积""鼓胀""黄疸"等范畴，《难经·五十六难》曰："肝之积，名曰肥气，在胁下如覆杯，有头足，久不愈，令人四肢不收，发黄疸，饮食不为。"《诸病源候论》中记载："诊得肝积，脉弦而细，两胁下痛，邪走心下，足胫寒，胁下痛引小腹……身无膏泽，喜转筋，爪甲枯黑。"《太平惠民和剂局方》说："心腹积聚，日久癥癖，块大如杯碗，黄疸，宿食，朝起呕变，支满上气，时时腹胀，心下坚硬……"以上描述与肝癌的临床表现相似。肝癌发病，多为情志所伤、饮食不节或不洁、先天不足肝肾亏损，导致气滞血瘀痰阻毒聚，日久成积，发为肝积。本虚标实，本虚为肝肾不足，邪实为气滞血瘀毒聚痰阻。

可从肝癌组织学形态加以辨证，巨块型肝癌为瘀血重，结节性肝癌为气滞重，弥漫性肝癌为脾虚湿气重。

二、针刺选穴指南

基本穴：①病灶体表投影部位火针围刺；②太极六合针法选坎位、震位、坤位、巽位；③期门、章门、肝俞、痞根、内关、脾俞、足三里。

加减：血小板低，加脾俞、肝俞及周围结节刺络拔罐；黄疸或肝功异常，至阳、肝俞、胆俞、脾俞、胃俞刺络拔罐；胁肋疼痛，加阳陵泉下 3 寸、期门、内关。

门静脉癌栓针刺基本穴为：期门、水分、中脘、大横、腹结、府舍。

艾灸中脘、关元补益脾肾，改善免疫功能。治疗腹水，可用离照散粉敷脐，离照艾艾灸，每日一次，每次 1 小时以上，第一次艾灸至少 3 小时。

三、典型病例

案例 1. 针刺抑瘤验案

患者男，51 岁，广西壮族自治区南宁人。为弥漫性肝癌肺转移，2013 年 7 月份就诊，AFP 为 7430ng/mL，在其肝脏四周火针围刺，两日 1 次，8 月 2 日降至 1212ng/mL，肝功能恢复正常。9 月 9 日广西某民族医院超声提示，肝肿瘤消失，就剩下 0.9cm 结节，未见血流。

案例 2. 艾灸治疗胆囊癌休克验案

2010 年 11 月到广州某省级肿瘤医院会诊，患者为胆囊癌大量腹水发热老年女性患者，在我诊视时因痰滞喉间引起昏迷、休克 4 小时，手足冷，血压下降，常规药物都处理过了，丝毫无好转迹象。我面对着患者苍白的脸和家属焦急、信任的目光，决心用艾灸一下。由于一时无法找到无烟艾条，就用艾卷熏治神阙、关元，仅仅灸了 20 分钟，护士就来阻止了，因为烟雾太大，怕引起火灾，坚决不让灸治，我们只好在外面休息室休息，不一会患者儿子来告知，患者已苏醒，呼之能应，手足渐温，并把防火感应器用塑料纸包好，建议继续灸，再次灸治 20 分钟后护士又来阻止，只好再次停下来，继续休息，同时在省城药店继续寻找无烟艾条，大概 10 分钟后，家属高兴地告知患者睁眼了，可以听懂别人话语，表达自己意见了，手足能伸缩。晚上 11 点找来 6 根无烟艾条，继续灸治，患者两眼有神了，手足温，停用升压药后血压恢复正常，血氧饱和度即使在吸痰时仍能在 92% 左右，心率由原来的 95 次 / 分左右降到 86 次 / 分左右，呼吸也由原来的 34 次 / 分，降到 26 次 / 分左右，一切变得平稳了。

中医学认为，神阙、气海、关元，是真气蓄积场所，病危患者元气大虚，灸这些穴位可以激发元气，治疗危重患者诚可行也、可信也。

特别强调：①治疗危急证时中脘作用不大，不必灸中脘以耽误时机；②如若肿瘤患者为逐渐衰竭患者，十分消瘦，在弥留之际用艾灸效果不佳，缘由真气已经耗竭，灯枯油尽，艾灸无济于事。

案例 3. 刺络拔罐治疗肝功异常验案

我在多年的临床探索中，创造性地提出了"至阳穴 + 肝、胆、脾、胃俞刺血拔罐快速治疗肝功能异常"的方法，临床屡试不爽，现分享一则刺血拔罐快速治疗肝功能异常的案例。

患者女，56 岁，北京人。子宫内膜癌术后，于外院行化疗 4 周期，化疗结束半月即出现肝功能异常、腹泻等。2017 年 1 月 4 日，丙氨酸转氨酶 111U/L，天冬氨酸转氨酶 62U/L。2017 年 1 月 5 日就诊，诉腹泻，纳差，不欲饮食，肝功能异常，患者为病情担忧不已。

在开具中药处方的同时，在门诊针对肝功能异常做至阳、肝俞、胆俞、脾俞、胃俞，刺血拔罐治疗，每周两次，患者半信半疑，不好违背医嘱。

2017 年 2 月 23 日患者复诊，神态轻松，患者拿出复查的检验单：2017 年 2 月 12 日丙氨酸转氨酶 51U/L，天冬氨酸转氨酶 27U/L。

肝俞、胆俞、脾俞、胃俞刺血拔罐可以迅速降转氨酶，往往一次起效，曾记得一例患者肝功转氨酶指标 200 多，治疗一次后第二天检查指标降至原来一半。临证发现刺血拔罐远比口服中药效果明显。

四、肝癌经验方

当归 30g，炒白芍 30g，山茱萸 30g，桂枝 10g，川椒 6g，党参 15g，生黄芪 30g，龟甲 15g（先煎），蜈蚣 3 条，虎杖 30g，守宫 10g，龙葵 15g，八月札 15g，炒内金 20g，炒白术 15g，干姜 10g，每日一剂，水煎服。

五、饮食生活调护

以清淡饮食为主，注意合理搭配，保证蛋白质摄入。

忌辣、凉、硬、黏、过酸、过咸、煎炸、油炸。

避劳累，避风寒。

不生气。

保睡眠。

少甜。

注意肝癌晚期出现肝昏迷的患者，应限制蛋白质摄入量。

第六章　胰腺癌

2020 年中国癌症新发病例数胰腺癌排在第八位，死亡率排在第六位。胰腺癌近年来发病率与死亡率呈现明显上升趋势。我们在中药治疗胰腺癌取得满意疗效，有较为成熟的方案，曾最早提出乌梅丸治疗胰腺癌等观点，引起国内外同道高度关注。

一、中医对胰腺癌的认识

我对胰腺癌患者的首发症状、就诊症状、肿瘤部位、肿瘤分期进行过统计，得出的结论为胰腺癌患者常见的症状多为上腹不适，上腹痛，纳差，黄疸，消瘦，腰痛，肩背痛，乏力。病程中常出现便秘或腹泻、腹部肿块、口干、恶心呕吐、发热等。黄疸在胰头癌患者中的出现频率明显高于胰体尾癌，其余症状与肿瘤分期、肿瘤部位没有相关性。胰腺癌的主要临床表现与《伤寒论·辨厥阴病脉证并治法》的提纲所述症状相符，《伤寒论》厥阴病提纲所述"厥阴之为病，消渴，气上撞心，心中疼热，饥而不欲食，食则吐蛔。下之利不止"。将胰腺癌的主要症状与厥阴病提纲对照来看，其中上腹饱胀不适、上腹痛、食欲下降、腹泻均符合厥阴病的临床表现。

胰腺癌病位在厥阴经，根据厥阴病的阴阳消长规律，此时阴气将尽而阳气始生，故为肝阳不足，寒湿内盛。肝为刚脏，内寄相火，相火内郁上冲于心，出现厥阴病心中疼热之症，表现为上腹痛，上腹饱胀嘈杂不适；肝阳虚馁不得疏土，脾胃运转不畅，则有饥不欲食之表现，肝阳虚不能疏土，导致脾气不足，则乏力。此外，胰腺癌极易发生肝转移，"正气存内，邪不可干"，此也可佐证胰腺癌主要病机是肝气不足。同时发现胰腺癌容易发生周围浸润及淋巴结转移，这符合中医痰湿表现，所以可以说胰腺癌肝阳不足是本，寒湿内盛夹热瘀是标，可考虑从厥阴病治疗胰腺癌。

辨证须先分阴阳，胰腺癌总属寒湿偏盛。首先从病理类型来看，鳞癌多属热，而腺癌以寒湿为主。导管腺癌占胰腺癌病理类型的85.78%，可见胰腺癌多为寒湿。再从化疗药物的寒热属性进行归纳。胰腺癌化疗方案以吉西他滨为基础，而吉西他滨的不良反应以骨髓抑制、严重恶心呕吐、腹泻或便秘、咳嗽咳痰、面色潮红、瘙痒性皮疹、头痛发热、轻度蛋白尿和血尿等为主，多为火热之证，推知吉西他滨性热。"寒者热之"，以方测证，可推知胰腺癌属寒湿偏盛。近年选用紫杉醇化疗，因为国人胰头癌多见，胰头癌多见湿热证。

关注过胰腺癌的病理解剖就可以发现，胰腺癌多"外壳"硬而内核软，这层厚厚的"外壳"包裹着胰腺，使化疗等药物很难作用于局部而发挥作用。西医学已经证实聚乙二醇化重组人透明质酸酶联合化疗用来治疗胰腺癌疗效佳，透明质酸常用于护肤品中，具有保湿的作用，所以不难理解这里面存在湿的因素。实际上不同位置的胰腺癌病机也不相同。胰头癌易出现黄疸，性质偏热；胰体尾癌易包绕大血管，性质偏寒；胰颈部、钩突部癌多与气滞相关。但各部位皆存在湿邪，且寒湿、湿热日久必兼瘀滞。

二、针刺选穴指南

（一）针刺指南

基本穴：病灶腹部体表投影部位火针围刺或病灶体表结节毫韧针松解。

（二）艾灸指南

艾灸中脘及胰俞治疗癌痛；如有便秘加天枢穴。腹泻，艾灸神阙半小时以上。

（三）拔罐指南

胰腺癌湿气重，湿邪黏腻不易祛除，神阙穴拔罐可以协助祛除腹盆腔湿气，明显提高放化疗疗效。具体操作参照肺癌部分。

三、典型病例

案 1：胰腺癌瘤体缩小验案

患者女，81 岁，北京人。2017 年 3 月初出现餐后上腹部胀满，嗳气后腹胀减轻，全身皮肤黄染，伴乏力、消瘦，就诊某医院予奥美拉唑等药物治疗后，症状减轻。后因全身皮肤黄染加重查腹部 B 超及 MRI 检查发现胰头占位，CA199：360U/mL（正常值 0 ～ 39U/mL），行剖腹探查发现肿物接近血管无法手术切除，只行"胆肠吻合术"，术后恢复可。

2017 年 5 月 5 日住院化疗，一般情况可，唯口干，进食不慎上腹部微痛，喜热饮，余无明显不适，饮食可，二便调，睡眠可。腹部 B 超示：胰腺回声不均，胰头钩突明显增大，范围约 5.6cm×3.6cm，回声增粗不均，边界不清，与下腔静脉分界不清；肝内胆管积气，胆囊积气。予健择（注射用盐酸吉西他滨）加替吉奥化疗配合上腹部结节毫韧针松解、病灶体表部位火针围刺，

2017 年 7 月 23 日复查 B 超：胰头结构大小为 23mm×11mm，稍低回声，边界不清，病灶明显缩小。继续化疗，2017 年 10 月 20 日复查上腹部 MRI 示：胰头癌胆肠吻合术后，胰头不大，结构紊乱，肝、脾未见异常。

患者至今一直服中药治疗。

该患者年龄大，体质弱，在化疗同时配合针灸，不仅副作用轻微，顺利完成 6 周期化疗，而且明显提高了化疗疗效，让瘤体迅速消失。

四、胰腺癌经验方

基本方：乌梅 50g，细辛 3g，干姜 10g，制附片 10g（先煎），川椒

6g，当归 15g，盐黄柏 10g，黄连 3g，党参 15g，桂枝 15g，炒白芍 30g，生黄芪 30g，壁虎 10g，蜈蚣 3 条，土茯苓 30g，每日一剂，水煎服。

此方多适用于胰体尾癌伴有疼痛患者。如病灶位于胰颈，可加膈下逐瘀汤。胰头癌易出现阳黄、性质偏热，以湿热为重，宜利胆退黄为主，去乌梅、附子，加用茵陈、柴胡、黄芩、酒大黄等。

五、饮食生活调护

饮食要有规律性，少食多餐。

忌油煎、炸、爆炒食物，防止食物油脂过多。

忌干果、凉、硬、黏、辣。

忌食甜食。

舒畅心情，不压抑自己。

第七章　食管癌

世界卫生组织国际癌症研究机构（IARC）发布了 2020 年全球最新癌症负担数据，食管癌排在第 8 位，半数病例来自中国。我国食管癌发病率排在第 6 位，死亡率排在第 4 位。食管癌类似中医古代"膈"症，是中医四大难症"风痨鼓膈"之一。我们深度理解阐释"三阳结，谓之膈"理论，在其指导下，针药治疗食管癌特色明显，疗效确切。尤其治疗噎症有独到的针刺简便效廉方案。

一、中医对食管癌的认识

食管癌是以进食哽噎、吞咽困难为主要表现，属中医"噎膈"范畴。《素问·至真要大论》中即有"饮食不下，膈咽不通，食则吐"的类似食管癌的症状记载，后世医家多以此为依据，对"噎"和"膈"的病因病机、症状、分类、辨证论治等进行了详细地阐述。唐宋之后才逐渐将二者并称，"噎膈"一词首见于《济生方·噎膈》："其为病也，令人胸膈痞闷，呕逆噎塞……阴阳平匀，气顺痰下，膈噎之疾，无由作矣。"

（一）病因病机

但是"噎"和"膈"存在含义上的差异，我们认为食管癌属于"膈证"，《素问·阴阳别论》云"三阳结，谓之膈"，历代医家对此解释不一，但各家解释难以服众，通过临床中对食管癌患者运气学做了初步分析，认为"三阳结"是少阳、阳明、太阳三阳互结，形成"膈证"，一阳为少阳相火，属火与郁；二阳为阳明燥金，属燥与逆；三阳为太阳寒水，属寒、痰、瘀，三阳结即火燥寒三邪互结、阻碍气机升降，日久化痰、化瘀，痰火燥寒郁瘀共同作用，发为"膈证"。由少阳或少阴、阳明、太阳互为病因病机而发病，所以食管癌的治疗非常棘手，临床只有兼顾火、燥、寒不同病因，治疗效果才能满意。

由此可见，火邪、燥邪、寒邪、痰邪、血瘀、气郁、癌毒、瘤络瘀阻是致病的主要病因，胸阳不振、气阴不足、寒热错杂、痰瘀互结是食管癌的主要病机，肺、肝、胃、脾、肾脏腑功能失调是致病的关键。

（二）辨治要点

胃镜是中医望诊的延伸，可以将其纳入中医辨治的体系中，为我所用。因此，临床十分重视食管癌病人胃镜的表现，根据病变早中晚程度，有着不同的认识。

早期食管癌按其形态可分为隐伏型、糜烂型、斑块型和乳头型。以斑块型为最多见，表面轻度隆起，粗糙不平，呈橘子皮样，触之易出血，多偏于外寒内火、瘀血较重；糜烂型充血的黏膜上出现轻度凹陷，呈大小不一、边缘不规则的点片状浅溃疡或糜烂，表面附着白苔，"阳化气，阴成形"，管壁出现凹陷，多为少阳相火旺盛，气机不利，阴液不足夹有痰湿；乳头型呈乳头样或小结节状隆起，基底部宽，表面有充血或糜烂，此类型最大的特点就是凸出表面，表面多血，常见于气滞血瘀或者痰瘀互结。

中、晚期食管癌临床中多见，形态可分为髓质型、蕈伞型、溃疡型、缩窄型、腔内型和未定型。髓质型癌细胞在管壁内生长、浸润，可累及食管壁各层，或向腔外扩散，成片、成串排列，此类型没有明显的凹陷或者凸出，辨证为阳气不足；蕈伞型癌瘤多呈圆形或卵圆形肿块，向食管腔内呈蕈伞状凸起，可累及食管壁的大部，类似于早期的乳头型，多为气滞血瘀或者痰瘀互结夹有外寒；溃疡型癌瘤表面多有较深的溃疡，出血及转移较早，管壁可见明显凹陷，辨证多为气阴不足；缩窄型癌瘤呈环形生长，且多累及食管全周，食管黏膜呈向心性收缩，故出现梗阻较早，辨证多属于气滞血瘀或痰瘀互结。

以胃镜检查报告辨证较患者症状描述更客观、更精准，更能反映患者核心病因病机，临床指导意义更大。

二、针刺选穴指南

针刺指南：

基本穴：①胸肋关节；②肺俞、心俞、膈俞、肝俞、胆俞刺络拔罐；③太极六合针法选离位、坎位、坤位、震位、兑位、艮位；④廉泉、天突、璇玑、膻中、巨阙、上脘、中脘、下脘、内关、足三里、大椎、至阳、脊中；⑤金津、玉液刺血。

加减：胸骨后疼痛，加乳根、期门、内关；背部疼痛，压痛点、后溪。

三、典型病例

案例 1. 针刺联合食管癌化疗验案

患者，男，63 岁，内蒙古自治区通辽人。因食管中段癌肺转移，进食哽噎两个月而就诊，2010 年 4 月初就诊时仅能进食少量牛奶，仍时有呛咳，呕吐痰涎，形体消瘦。入院当天下午就给予胸肋关节针刺和相关背腧穴刺络拔罐，拔罐时出血较多，黏且黑，第 2 天早晨患者就能进食包子皮。在针刺基础上配合 TP 方案化疗，患者哽噎症状明显好转，两周期后进食如常，无咳嗽、咳痰等症，食管病灶与肺病灶皆缩小 1/3 以上。后患者拿化疗方案去儿子居住地广州进行治疗，因为当地无法针刺，仅化疗，效果不明显。1 年后其介绍人告知：患者病情加重，又进食困难，滴水不进。

该患者在化疗前通过针刺明显改善了哽噎症状，患者生活质量明显提高；配合化疗，效果出人意料，并且哽噎症状好转维持了较长时间。

案例 2. 针刺治疗食管癌哽噎验案

患者，男，55 岁，辽宁省沈阳人。2013 年 9 月底因食管癌两年，进食哽噎两个月，滴水难进 1 月来诊。就诊时患者不敢饮水，饮水即明显呛咳，甚是痛苦。遂在金津、玉液刺络，让其尽量噎吸，患者不停吐出暗红色血液 100mL 左右，胸闷缓解，可以深吸气，嘱其饮水，患者皱眉头不敢，再三鼓励下，小口饮水，试着慢慢下咽，竟然没咳嗽，再饮一口，慢慢下咽，还是没咳嗽，患者直呼太神奇了，随即将一瓶矿泉水一饮而尽，还是没有呛咳。傍晚去亲戚家就餐，喝了 1000mL 小米粥，直说没喝够！

"噎"一直是食管癌治疗的难点，我们在舌下金津玉液与背腧穴刺络拔罐，疗效非常明显，此为解决四大难症的噎症提供了一个简便效廉的方法。

四、食管癌经验方

食管癌处方多是根据胃镜结果和患者主诉以引火汤、柴胡剂、旋覆代赭汤、血府逐瘀汤、麻黄附子细辛汤为基础加减。

基本方：熟地黄 50g，麦冬 20g，五味子 10g，鹿角霜 30g，党参 15g，茯苓 15g，姜半夏 10g，瓜蒌皮 20g，白屈菜 40g，蜈蚣 3 条，桔梗 10g，枳壳 10g，桃仁 10g，红花 10g，旋覆花 15g（布包），生赭石 20g（先煎），莪术 10g，炒内金 30g，柴胡 15g，炒黄芩 10g 等，每日 1 剂，水煎服。

五、饮食生活调护

饮食易消化，哽噎患者流质或者半流质为主，可多食米油养阴。

忌辛辣、生冷、过咸、过烫。

少食瘦肉。

避风寒。

勿心高气傲，不郁闷，调情绪。

第八章　脑胶质瘤

　　源自神经上皮的肿瘤统称为脑胶质瘤，占颅脑肿瘤的 40%～50%，是最常见的原发性颅内肿瘤。年发病率为 3～8 人/10 万人，具有发病率高、复发率高、死亡率高以及治愈率低的特点。中医在防止脑胶质瘤复发、治疗脑胶质瘤方面较化疗药物有较大优势。

一、中医对脑胶质瘤的认识

　　脑胶质瘤多由痰湿热毒挟风凝结所致，此与机体阴阳乖戾、脏腑失和有关。痰毒凝聚、肝风内动、气血郁结是其病理产物，正气亏虚为脑胶质瘤潜在的病理基础。首先是"风"，"颠顶之上，唯风可到"，这个风既包括内风，也包括外风，脑为髓之海，属奇恒之腑，既藏又泻，脑之为病，其所藏精气必虚，虚则生风，这是内风形成的机理；风邪侵袭，最容易侵犯头部，所谓"伤于风者，上先受之"，加之内虚，风邪便容易稽留于头部，所以内风和外风都存在，以内风为主，共同为患。其次是"痰湿"，脑瘤患者手术不易完全切除，并且容易复发，这与中医"湿邪"的特点相似，颅内湿气中的原因主要有两个：一个是邪气随肝气上达于脑；另一个是足太阳膀胱经自下而上，入络脑，将下焦的湿邪输送到脑部。第三是"火邪"，头为诸阳之会，诸阳经均汇集于头部，就会出现火邪。最后是"气逆"，长久用脑，气血上涌，肝肾不足，虚火上炎，虚风内动，均会形成气机上逆的表现。

　　总之，脑瘤乃肝肾不足，风痰火上聚为核心病机。

二、针刺选穴指南

（一）针刺指南

基本穴：①病灶体表投影部位火针；②丰隆、太冲、合谷、百会、曲池、足三里、上星、攒竹、风池、风府、头维、阳池、大椎、中脘、天枢；③百会、大椎刺血拔罐。

加减：放疗后听力下降，可在下关穴刺血拔罐；吞咽困难，可以在颈椎太阳经旁找结节，刺血拔罐。

（二）拔罐指南

督脉自百会穴至长强穴、膀胱经第一侧线与第二侧线拔罐，详细操作见肺癌部分。

（三）艾灸指南

治疗脑水肿，用细辛 3g，生黄芪 10g，川椒目 10g，龙葵 10g，桂枝 10g 等药，研细末，取适量，蜂蜜调成饼状，敷在去毛发的百会穴，外用离照艾艾灸。

三、典型病例

案例 1：火针治疗脑胶质母细胞瘤病案

患者，女，61 岁，北京市顺义人。为手术室一位护士的母亲，患脑胶质母细胞瘤 1 年 5 个月，复发 9 个月，曾予放化疗、贝伐珠单抗治疗，脑水肿严重，住院时已经右侧肢体无法行走、无法端碗，住院当日给予脑水肿头皮区域火针点刺，患者因火针疼痛垂泪，第 2 天早晨上班，护士长告知，患者在火针后两小时去厕所可单独扶墙向前挪步，右手也有力持碗吃饭，堪称神奇。

案例 2：脑胶质母细胞瘤神昏失语验案

患者男，60 岁，山东省平邑县人。2019 年 3 月 17 日入院治疗。为脑胶质母细胞瘤术后 6 个月复发，时见意识模糊，不能对答，吐字不清，进食困难，走路不稳。家属述上述症状已经半个月，吃饭很少，每天在床上躺着，当地省级医院已经毫无办法，家属不愿放弃，在来北京路上碰见别的病友介绍来到北京中医药大学第三附属医院。该患者面色偏红，虽意识模糊，但不安静，睡眠时鼾声如雷，吐字不清但声音有力，大便不通，小便黄，苔黄厚腻，脉滑数，为痰瘀阻络、热蒙清窍表现，先在百会穴、大椎穴刺血拔罐，血喷射而出，色黑有泡沫，连续两次，患者睁开眼睛，刺血时推医生的手，感觉痛了。之后在督脉自百会穴至长强穴、膀胱经第一侧线与第二侧线拔罐，并向家属详细解释拔罐目的以及拔罐出水泡或血泡的原因，治疗结束患者开始说话了，吐字比之前明显清晰，虽然家属还是不能完全听懂患者表达意思，但已激动得流泪了。让患者下地走一下，家属开始很犹豫，在我们的鼓励下，患者在爱人和女儿的搀扶下走出了病房，在过道走了两圈，病房里其他患者及家属都惊奇地围过来，吃惊地说："老杨会走路了？"患者爱人说："没想到这样治疗一下就能走路了，而且还走得不错！之前扶他去卫生间，我和女儿必须同时使劲把他架起来，他自己一点力气都没有，迈步也难。这次他知道自己迈步了，而且感觉他腿上有劲了！"

第二天又治疗一次，这次他说的是山东话，家属都能听懂了。而且还会冲医生护士笑，也能自己吃饭，只需一个家属协助就行了。

第三次治疗前，患者给医生竖了一个大拇指，喜悦之情溢于言表。

四、脑胶质经验方

白蒺藜 15g，川芎 30～40g，清半夏 10g，藁本 10g，野菊花 10g，蜈蚣 3 条，全蝎粉 3g（分冲），僵蚕 10g，生赭石 20g（先煎），怀牛膝 30g，生黄芪 30g，党参 15g，壁虎 10～15g，胆南星 15g，郁金 10g，石菖蒲 10g，地龙 15g。每日 1 剂，水煎服。生赭石、怀牛膝是降逆补肾之药，不可或缺。

根据症状加减：头晕头痛，加芒硝 20g（后下），白芷 30g，细辛 3g，或者痛时用鼻吸细辛末少许；活动障碍加龙马丹 1 粒，每日 1 次，睡前服，或者用制马钱子 0.3g 睡前蜂蜜水送服；恶心呕吐者去清半夏，加旋覆花 15g，姜半夏 10g，姜竹茹 10g；疲劳乏力加炙黄芪 50g，黄精 20g，枸杞子 15g，熟地黄 20g，砂仁 6g；视力障碍者加木贼草 10g，枸杞子 15g，青葙子 15g，密蒙花 10g，石决明 20g；听力障碍加生磁石 20g（先煎）。

如为脑胶质母细胞瘤多为寒湿入脑络，脉象见濡脉时，须以小续命汤加减，方能持久有效，此不可不知。

五、饮食生活调护

少用脑思考，勿怒。

忌生冷、甜食、辛辣饮食。

少肉与海鲜。

避风寒。

第九章　骨肉瘤

骨肉瘤是由恶性肿瘤细胞直接产生骨样组织和不成熟骨组织的恶性肿瘤。发病年龄呈双高峰分布，其中 10～20 岁青少年时期及 65 岁以上老年人群是其发病高峰。我们在中医防治骨肉瘤术后复发与转移、饮食调护等方面有较为丰富可供推广的经验，骨肉瘤也是我们门诊优势病种之一。

一、中医对骨肉瘤的认识

肉瘤相对于癌症而言比较少见，但近年来发病率明显上升。肉瘤治疗药物单一，无论肉瘤长在何部位，化疗方案多数基本一致，这可能是肉瘤化疗效果不好的原因。治疗肉瘤的药物应根据脏器组织细化，不能以偏概全。甲氨蝶呤、多柔比星、顺铂和异环磷酰胺是骨肉瘤化疗的经典药物，由于其缺乏特异性，对部分患者治疗效果不佳，吉西他滨、多西他赛等二线药物也难以达到较好的疗效。

迄今为止，治疗骨肉瘤的新药物尚无明显突破，尤其是对于复发性和转移性骨肉瘤，因此寻找特异的分子靶点治疗是目前骨肉瘤诊治过程中亟待解决的任务。如今抗 PD-1 抗体在临床进行应用，将来也可能成为治疗骨肉瘤的一种有希望的选择。

（一）病因病机

中医学把诱发骨肉瘤的病因概括为内因、外因两类。古今医家多认为其病因病机是由先天禀赋不足、房劳、年老体衰而至肾气虚惫、阴阳失调，加之七情内伤、脏腑功能紊乱、饮食劳倦、邪毒外侵，形成寒凝、气滞、血瘀、痰阻、毒聚胶结于骨而发为肿瘤。

青少年人群是骨肉瘤的发病高峰，《中医外科学》也有记载：骨瘤"肾主骨生髓，由于肾气不足，则骨无荣养，易为寒湿之邪侵袭，痰浊蕴阻骨骼，积聚日久，以致瘀血毒邪凝滞，络道阻塞，聚而成形，发为骨瘤"。肾主骨生髓，藏元阴元阳，阳虚则温化无力，肾阴虚则濡润滋养无源。其虚之处，必为受邪之地，或复感六淫之邪，蕴于骨骼；或外力损伤骨骼，气血凝滞，损精伤湿，阴寒毒邪客于筋骨，致经络气血凝闭、阻滞不通而肿痛。本病先天不足，脾肾亏虚为其本，气滞、寒凝、血瘀、痰阻为其标。

（二）辨治要点

骨肉瘤发病主要为青少年和中老年，肿物在骨，多有肾气不足，尤其肾阳不足，骨肉瘤有长在骨实质，也有长在骨膜上附着于骨，症状为夜间较重的局部疼痛、肿块，辨证为阴寒之邪，为病邪较深的寒痰瘀毒，寒痰的产生源于脾肾不足，尤其是肾阳不足，肾之气化失能，脾之运化失职，聚津为痰，寒痰日久，生瘀蓄毒，所以治疗骨肉瘤要以补肾健脾填髓、破瘀祛寒散结抗癌为法，用金匮肾气丸、阳和汤加减，金匮肾气丸补元气，阳和汤温阳化痰散结。

肉瘤如在下肢重用散寒祛风除湿，在上肢加强祛风通络，在脊柱加强温阳强督，在骨盆加强温阳化湿，在肋骨加强理气通络。长在骨皮质加强温阳通络，长在骨膜加强祛风化痰通络，长在骨旁肌肉重在健脾化痰。

二、针刺选穴指南

基本穴：肿物术口周围结节毫韧针松解，之后火针围刺。

三、典型病例

针刺治疗骨肉瘤多次复发验案

患者女，41岁，新疆维吾尔族自治区人。于2012年6月初就诊，患者左上肢前臂骨肉瘤术后两年，反复复发已手术 3 次，就诊时见左前臂皮色较暗，术区皮肤肌肉少，用手触摸皮下较多结节，某肿瘤医院骨及软组织肿瘤科主任告诉患者，下次再复发只能截肢。患者非常恐惧，找我寻求办法，我告诉她没问题，安心接受治疗吧。遂用毫韧针松解术口周围结节，开始数次出血较多，颜色较黑，之后流出淡黄色液体，量少，在毫韧针松解后我们立即围绕术口火针密集点刺，每周两次，连续 3 个月，之后复查未见复发。2021 年元旦刚过，患者用微信调侃道"我以后见您是以朋友见面，不再是您的患者了"。

肿瘤手术区正气不足，痰湿阻滞、络脉不通，以毫韧针松解疏通经络、祛痰化湿；火针围刺聚气血于局部。两者完美结合，可有效防止肉瘤术后复发。

四、骨肉瘤经验方

熟地黄 30g，砂仁 10g（后下），山茱萸 30g，山药 20g，泽泻 15g，牡丹皮 15g，生黄芪 30g，土鳖虫 3g，补骨脂 30g，党参 15g，焦山楂 30g，炙麻黄 5g，肉桂 10g（后下），白芥子 10g，金银花 30g，当归 15g，桂枝 10g，茯苓 30g，壁虎 10g，红豆杉 6g，每日 1 剂，水煎服。

据症状加减：痛甚者加川乌 10～30g（先煎），草乌 10～30g（先煎），附片 10～60g（先煎），酒大黄 10g，独一味 6g；位于上肢者加桑枝 10g；位于胸胁者加姜黄 10g；位于脊柱者加狗脊 30g；位于下肢者加怀牛膝 30g；左下肢加鹿角胶 3g（烊化）；右下肢加独活 30g。

斑蝥对肉瘤尤其是骨肉瘤有很好的疗效，可采取的是斑蝥蒸鸡蛋，去斑蝥仅吃鸡蛋。用法：鸡蛋一枚，打碎搅匀，放完整炮制过的斑蝥两个大者或 4 个小者，蒸半小时后，去斑蝥，只吃鸡蛋，每日 1 次，早晨空腹服用。

斑蝥为剧毒药，其内服主要毒副作用为泌尿系统反应和心脏毒性，金钱草、泽泻、茯苓等药可解其毒。临床应用时要严格炮制、熟记其安全剂量及其副作用，并注意药物配伍减毒。

五、饮食生活调护

忌生冷、甜食。

少肉与海鲜。

避风寒。

不生气。

第十章　宫颈癌

宫颈癌临床以白带及月经过多、不规则阴道出血、性交后出血、腰腹作痛及贫血、严重消瘦等症状为主要表现，绝大多数患者以白带及月经异常为首发的症状表现。西医学认为此病可能与不洁性行为、分娩次数、人乳头瘤病毒（HPV）感染、吸烟等因素有关，性生活的紊乱及不洁是导致发病的主要原因。中医方面，多数学者将其病因病机归纳为正虚（肝肾、气血亏虚）、邪恋（病毒、细菌等感染）、湿毒瘀互结。中医在治疗宫颈癌及其并发症方面有相当满意的疗效。

一、中医对宫颈癌的认识

研究表明，不洁的性生活史与宫颈癌的发生密切相关，但是内在身体的变化是导致疾病发生的根本原因，因此，不洁的性生活史并非是子宫颈癌发病的直接原因，而是一个重要诱因，或者说是加速子宫颈癌发生的原因，所谓"正气存在，邪不可干"。

能够导致宫颈癌发病的关键原因——人体内在的变化，与之息息相关的便是"壮阳药"。这里的"壮阳药"是一个宽泛的概念，是指那些能够促进人体性欲持久的食物、药物等，也就是那些具有雄激素作用的东西，常见有鹿茸、海参、鲍鱼、淡菜、泥鳅甚至还包括一些食品添加剂、保健品、补品、药品等等。在中医看来就是壮阳，为什么"壮阳药"是导致子宫颈癌的关键原因呢？那是因为"壮阳药"具有持久补充阳气的特点，男女交媾时气血长时间聚集在子宫颈局部，便会引起人体局部长久的瘀阻不畅，瘀久化热，发为火邪。

"火"有什么表现？首先，火热迫血妄行，子宫颈癌容易发生不规则的阴道出血或者是性交后出血；其次，在我的《黄金昶中医肿瘤辨治十讲》中，我详细论述了：偏于体表或者与外界相通的部位的肿瘤多属火，子宫颈也不例外，在此不再赘述。

第二个特点是"瘀"，这不难理解，子宫颈是子宫体与阴道交界的地方，区别于子宫体，子宫颈最大的特点便是不会随着月经周期发生周期性脱落，局部就很容易发生瘀滞。

第三个特点便是"血虚"，子宫颈容易发生瘀滞，局部气血运行不畅，组织细胞得不到足够的气血营养，免疫功能低下，自身修复也会受到影响，从而也会为外邪的侵袭留下可乘之机，而且子宫是孕育胎儿的器官，胎儿需要阴血营养，子宫患病自然是阴血不足。

第四个特点是"湿"，子宫颈癌是一个妇科恶性肿瘤，而经带胎产又是妇科所特有，子宫颈在其中扮演十分重要的角色，它是经、带、胎、产的通道，带下属于"湿"的范畴，宫颈癌容易蕴含湿热。

第五是不可忽视的重要因素，"肝经"及"冲任二脉"，《灵枢·经脉第十篇》言足厥阴之脉"入毛中，环阴器，抵少腹"，与任脉交会于"曲骨"，且冲任二脉均起源于"胞中"，肝郁气滞、冲任失调都会影响到子宫颈正常的生理功能。

第六是癌毒，肿瘤的形成离不开癌毒。

总之，与子宫颈癌有关的因素有内火、血瘀阻络、血虚、湿热、肝郁与癌毒这六个致病因素。

二、针刺选穴指南

针刺指南：

基本穴：①病灶腹部体表投影部位结节毫钶针松解；②气海、关元、中极、水道、归来、天枢、石门、三阴交、中脘、足三里。③八髎、会阴、长强。

三、典型病例

案例 1：针刺宫颈癌验案

患者女，43 岁，北京市朝阳区人。某三甲医院医生。患宫颈癌放化疗后复发，阴道不规则流血 5 天，于 2013 年 8 月初就诊，在给予中药的同时，给予病灶腹部体表投影部位结节毫韧针松解、八髎火针治疗，针刺一次后阴道未再出血，但出现不明原因低热，37.5 ～ 38.0℃，继续治疗一个月，低热不退，自觉阴道悬垂一肿物，后经手术切除，大小 3.1cm×2.7cm，病理为坏死肿瘤组织。

四、宫颈癌经验方

生地 30g，炒白芍 20g，玄参 15g，车前子 30g，知母 20g，盐黄柏 5g，苍术 10g，柴胡 10g，炒黄芩 10g，槐花炭 15g，小蓟 10g，金银花 30g，壁虎 10g，清半夏 10g，每日一剂，水煎服。

五、饮食生活调护

忌辛辣、生冷、壮阳之品。

少甜。

保睡眠，不熬夜。

调情绪，不生气。

第十一章　子宫内膜癌

子宫内膜与子宫颈同属子宫一体，但无论西医还是中医，治疗不同，需细辨。

一、中医对子宫内膜癌的认识

子宫内膜与子宫颈同属于子宫，本为一体，治疗理念基本一致，但是侧重点存在明显差异，究其原因主要是二者的功能差异导致的。首先，子宫内膜是孕育胎儿的地方，胎儿的发育离不开阴血的滋养，子宫内膜出现问题毋庸置疑会存在阴血不足。其次，子宫内膜随月经周期变化而变化，阴血的聚集与排泄异常均会导致局部产生瘀血，临床常见子宫内膜癌容易出现血栓，瘀血同样是子宫内膜癌的一个因素。第三，带下与雌激素变化而变化，精卵未结合会化为痰浊、子宫内膜癌瘀阻也会化为痰湿，子宫内膜癌更容易出现下肢水肿，这也是痰湿较宫颈癌更重的例证。第四，子宫内膜的阴血离不开肝经和冲任二脉的输布，子宫内膜癌与肝冲任密切相关。最后，子宫内膜癌的发生与迅速恶化，也存在癌毒作祟。相对而言，子宫内膜癌阴血更不足、瘀血痰浊更重。

子宫内膜孕育胎儿、祛除瘀血痰湿需要阳气，因此子宫内膜病变阳虚较重。人们常说"宫寒"是因为子宫内膜容易被寒所伤，《灵枢·水胀篇》的寒客子门的石瘕主要谈的是子宫内膜癌一类疾病。综上，最大的区别是子宫内膜癌偏寒，宫颈癌偏热。

二、针刺选穴指南

（一）针刺指南

基本穴：①病灶腹部体表部位结节毫韧针松解；②八髎火针、长强与会阴针刺；③气海、关元、中极、水道、归来、石门、三阴交、子宫、血海、中脘、足三里；④脐上下左右 1 寸、2 寸、3 寸火针点刺。

（二）艾灸指南

艾灸中脘、中极裨益脾肾祛湿。

三、典型病例

案例 1：针刺治疗子宫内膜验案

患者女，63 岁，湖南人。2020 年 8 月因小腹持续疼痛 1 月就诊，为子宫内膜癌术后复发，腹膜后淋巴结转移，口服阿片类药物大小便困难，小腹部疼痛，喜温喜按，在脐四周火针点刺、八髎火针后 4 小时内疼痛明显减轻，旋即疼痛如前。我查其小腹皮下结节较多，气滞血瘀较重，嘱主治医生在原治疗的基础上，增加抖腹直肌、毫韧针松解小腹部结节，后疼痛若失。后又治疗一次，观察 2 天疼痛未再复发，患者与其夫高兴乘坐飞机返回长沙。

子宫内膜癌与宫颈癌不同的是寒重、瘀血重，所以本案例首先采用火针治疗为主，有效但不持久，查其腹辨为血瘀重，在局部毫韧针松解后，疼痛消失。治疗子宫内膜癌温阳活血当重视。

四、子宫内膜癌经验方

熟地黄 30g，炒白芍 20g，车前子 30g，柴胡 10g，炒黄芩 10g，小茴香 10g，槐花炭 15g，壁虎 10g，清半夏 10g，当归 20g，紫石英 30g（先煎），莪术 10g，水蛭 5g，炮姜 10g，乌药 10g，桃仁 10g，红花 10g。每日 1 剂，水煎服。

五、饮食生活调护

忌过咸、生冷。

手足腹部保暖。

少肉与海鲜、甜食。

保睡眠，不生气，调情绪。

第十二章　卵巢癌

卵巢癌是妇科常见恶性肿瘤之一，其发生率呈逐年上升趋势，由于缺乏典型的临床症状及体征，发现时大多数已处于中晚期，生存时间较短。卵巢癌有较为繁多的病理类型，其中最常见的是上皮样卵巢癌，其次是恶性生殖细胞肿瘤和性索间质肿瘤。我科在耐药性卵巢癌化疗增效、中药预防直肠阴道瘘与根据病理类型中医辨证等方面有许多独到的经验，卵巢癌是我科优势病种之一。

一、中医对卵巢癌的认识

卵巢癌归属于中医里的"石瘕""癥瘕"，中医界对卵巢癌的研究很少，如按《金匮要略》"妇人三篇"来治疗卵巢癌，效果不理想。我们经过多年摸索，在卵巢癌诱因认识、治疗方面形成系列成熟经验。

（一）病因病机

卵巢癌的病因病机分正虚和邪实两方面。

1. 正气亏虚

（1）卵巢产生卵子，卵子与精子一样，属肾精，且卵巢癌50～70岁高发，多为绝经后妇女。中医认为，女子七七，任脉虚，太冲脉衰少，天癸竭。因此卵巢癌发病与肾气不足有关。

（2）人工辅助生殖技术使用促排卵药物使卵巢持续排卵，这种情况会导致肾气不足。

（3）卵巢癌发病率居妇科肿瘤第三位，但死亡率居第一位。肿瘤患者元气大伤时容易去世，因此卵巢癌患者元气大亏。

（4）卵巢癌患者切除卵巢后易发胖，肥胖多为阳虚则痰湿不化所致；此外卵巢切除后，患者会有阵发性潮热，当属阴虚内热。既存在阳虚，也有阴虚。

2. 邪气偏盛

（1）痰湿偏盛：从病理上看，卵巢癌多见上皮样癌，其中又以浆液性、黏液性囊腺癌多见；而卵巢又易并发囊肿，卵巢癌患者易出现腹壁转移、腹水，卵巢癌切除后容易复发。以上均符合湿性黏腻的特点；且卵巢居于下焦，下焦多湿。

（2）气滞血瘀：卵子从卵巢排出，其移动需气血的推动作用，正所谓"气主煦之，血主濡之"，气滞血瘀，卵子精浊不易恶变。此外卵巢癌常出现消化道症状，如腹胀、腹痛等均与气滞血瘀有关。

（3）肝经寒凝：卵巢为肝经循行之处，肝经病变有从寒化，有从热化，有从血瘀，有从血虚。卵巢癌患者多表现为下焦寒，小腹凉，畏寒，因此肝经寒凝是卵巢癌的病机之一。

（4）热毒内阻：卵巢癌发病有热的因素，此热为虚热，而非纯热证。原因有二，其一，"痞坚之下必有伏阳"，凡是可见病灶的肿瘤，里面必有郁火；第二，卵巢有阴虚的一面，阴虚可生内热。

卵巢癌的病因病机为气滞血瘀、肝经寒凝、痰湿蕴结、热毒内阻，同时肾气亏虚。肝、脾、肾脏腑功能失调是致病关键。

（二）辨治要点

卵巢癌死亡率高，易复发，这与肾气亏虚、痰湿有关；卵巢黏液性腺癌患者湿气重；卵巢子宫内膜样癌患者多月经不调、痛经，多与瘀血有关；因透明细胞癌多发生于肾脏，故可判定卵巢透明细胞癌多肾虚。卵巢癌患者易发生腹盆腔淋巴结转移，多寒湿。肝郁湿阻用柴胡达原饮；下焦血瘀用少腹逐瘀汤；肾虚内热用引火汤。

二、针刺选穴指南

（一）针刺指南

基本穴：①脐上下左右 0.5 寸、1 寸、2 寸、3 寸火针点刺；②病灶腹部体表投影部位结节毫韧针松解；③八髎火针、会阴与长强针刺；④期门、中脘、水分、关元、中极、水道、归来、腹结、府舍、内关、阴陵泉、三阴交。

加减：腹膜、肝包膜、脾包膜、盆腔有转移，给予抖腹直肌、毫韧针松解腹壁结节；阴道残端有肿物，给予腰骶部结节毫韧针松解、火针针刺八髎穴、小腹部结节毫韧针松解。

（二）艾灸指南

重灸中极穴，每日一次，每次至少 1 小时。可降 CA125。

（三）拔罐指南

神阙穴：卵巢癌湿气较重，湿邪黏腻不易祛除，神阙穴拔罐可以协助祛除腹盆腔湿气。拔罐操作参考肺癌部分。

三、典型病例

案例 1：晚期卵巢癌化疗配合针刺验案

患者女，72 岁，河北省唐山人。2017 年 12 月初，患者因腹胀日渐加重就诊于当地三甲医院，因病情严重当地医院建议转至北京进行系统治疗，随后于某总医院住院进一步检查，初步诊断为卵巢癌伴腹盆腔大量积液。之后又去某肿瘤医院就医，均被告知病情严重，没有很好的治疗方案，且腹膜转移需要穿刺活检，但因为患者现在病情凶险，行穿刺术风险比较大，被告知不能进行。2017 年 12 月 5 日，CA125 7310U/mL，患者于2017 年 12 月 25 日来北京中医药大学第三附属医院针灸微创肿瘤科就诊，后住院进行系统治疗。

入院时，患者腹胀明显，不思饮食，每日进行腹水针法治疗及离照艾艾灸，同时内服中药调理，病情很快趋于平稳，症状也得到相应的改善。待患者腹胀症状缓解后行 CT 导引下腹膜转移病灶活检，手术过程顺利，患者无不适，术后病理提示转移癌，来源于卵巢，后根据患者病情行紫杉醇脂质体 210mg 联合卡铂 400mg 化疗。经住院系统治疗并配合中医特色外治法后，第一周期化疗结束后，CA125 指标由入院前的 7310U/mL 降至 5646U/mL，第二周期化疗结束后降至 757.6U/mL。肾脏层面 CT 扫描对比显示腹水完全消退，影像学检查肿瘤病灶消失。患者化疗过程顺利，无明显副作用，患者对医生非常感激。

此例患者通过艾灸治愈了腹水；针刺联合化疗让瘤体完全消失，本被医院拒绝的患者焕发了新生。

案例 2：火针治疗晚期卵巢癌剧烈疼痛验案

患者女，39 岁，香港人。2013 年 5 月 23 日就诊。卵巢癌，侵犯到阴道、直肠，小腹部剧烈疼痛，奥斯康定每天量达到 680mg，仍疼痛难忍，彻夜失眠。第一次就诊在肿物四周火针围刺，疼痛很快缓解，患者及家属很高兴。

一周后复诊，她主动要求扎针，并告诉我们，扎完针，吃了中药，疼痛缓解了很多，最令人兴奋的是，腹腔肿物以前是突出腹部的，现在变得平坦，肿物明显缩小，也变软了。

在她来这里前，香港那边的医生跟她说，她现在唯一的治疗就是选择二线化疗，可二线化疗药的疗效不确定。她知道自己的身体底子薄，经过几次手术和二十多个周期化疗，身体早已不堪重负，哪里经得起再次折腾，所以她放弃了治疗，用她的话说，就是在家等死。但母亲不愿意放弃，女儿还很年轻，母亲不想白发人送黑发人，所以在母亲的强烈要求下，女儿跟母亲一起来到了北京，找到了我们。一周的中医治疗，疼痛缓解，肿物缩小，疗效非常明显，比她之前的化疗都来得快，而且还不用承受化疗药物带来的不良反应的折磨，这让我们看到了希望。

通常门诊病人两周复诊，但为了针灸治疗，每周她都迫不及待地过来，期待接受治疗。三周治疗结束，肿物一次比一次小，每次肿物半径缩小 2.5 公分，症状也基本缓解，患者精神面貌明显好转。

此例患者通过完美的针药结合，让强大的病魔就此却步，疼痛消失，患者重拾生活信心。

案例 3：针刺防治卵巢癌侵及直肠化疗出现直肠阴道瘘

患者女，63 岁，黑龙江省哈尔滨人。2017 年 8 月来诊。2014 年诊断卵巢癌，行"全子宫、双附件、大网膜、盆腔病灶切除 + 肠粘连松解术"，术后病理：双卵巢及左输卵管低分化腺癌。术后行多西他赛联合奈达铂化疗 4 周期，泰欣生治疗 8 次。2015 年 7 月阴道残端复发，行紫杉醇联合顺铂化疗 4 周。2016 年 7 月再次复发，同时伴有肝包膜、脾包膜转移，行吉西他滨联合奥沙利铂化疗 2 次，因血小板下降明显，停用化疗，长期口服中药治疗。2017 年 8 月因出现阴道血性分泌物，伴有排便困难，PET-CT 提示阴道残端复发，盆腔转移，就诊于我院化疗 6 周期，疗效评价 PR。2018 年 7 月再次出现阴道分泌物增多，核磁提示盆腔转移，阴道残端复发。

入院时患者症状：阴道分泌物增多，时有血性分泌物，分泌物中时伴有灰黑色组织，大便不畅，每日需通便药物辅助排便，睡眠可，小便基本正常。

辅助检查：2018 年 8 月 20 日盆腔核磁提示盆腔巨大不规则高代谢肿块，与直肠、乙状结肠分界欠清，肠管受压，考虑为恶性；肝脏表面、脾脏表面、腹腔系膜多发种植转移；门腔静脉间隙、腹膜后大血管旁多发淋巴结转移。

我院检查 CA125 562.5U/mL。血常规、生化正常。

入院诊断：卵巢低分化腺癌盆腔转移、腹膜后淋巴结转移、肠系膜淋巴结转移、肝转移、脾转移，Ⅳ期。

2018 年 8 月 21 日至 2017 年 11 月 25 日化疗 4 周期，具体方案：紫杉醇脂质体 240mg，d1+ 卡铂 400mg，d1，Q21d。化疗过程中，该患者出现阴道分泌物增多，深黄色，分泌物中伴有灰黑色组织较前明显增多，我们认为灰色物质是肿瘤坏死组织和脱落的肠黏膜。结合患者影像学表现，病灶侵犯乙状结肠，目前症状出现应警惕肠瘘出现。在少腹部结节毫韧针松解、八髎火针基础上，加服中药荆芥 5g，防风 5g，白芷 10g，紫苏叶 5g，生黄芪 100g，全当归 20g，桂枝 15g，败酱草 30g，蒲公英 20g，炒白芍 20g，白蔹 10g，生薏苡仁 30g，白及 10g，升麻 10g，草豆蔻 15g（后下），黄连 5g，煅赤石脂 30g（先煎），水煎服，日 1 剂，补气生肌清热止泻，谨防化疗效果显著时出现直肠阴道瘘。

4 周期化疗后瘤体明显缩小，未出现瘘道。

卵巢癌容易侵及直肠膀胱等组织，病情进展或放化疗效果显著时容易出现瘘道，我们针刺在提高疗效的同时，配合中药补气生肌，可以很好预防出现瘘道。

四、卵巢癌经验方

柴胡 10g，炒黄芩 10g，桔梗 6g，枳壳 6g，厚朴 10g，焦槟榔 10g，草果 15g（后下），生黄芪 30g，熟地 50g，麦冬 20g，五味子 10g，鹿角霜 30g，小茴香 10g，乌药 10g，独活 30g，蒲黄 10g，桃仁 10g，红花 10g，红豆杉 6g，壁虎 10g，每日一剂，水煎服。

五、饮食生活调护

忌甜食、生冷、辣（含烟、白酒）。

手足腹部保暖。

不生气，调情志。

肿瘤并发症篇

第一章　癌　痛

　　癌性疼痛是指癌症本身或癌症治疗中引起的令人痛苦的症状。70%以上癌症患者都经历过癌性疼痛，但这些患者中近50%的患者却没有得到足够的控制。

　　中医在治疗癌性疼痛方面的作用不可忽视。中医学认为，癌痛的病机有气滞、血瘀、痰浊、热毒、虚损等，概括起来不外乎"不通"和"不荣"两方面。但必须要重视抗肿瘤治疗，不能单纯止痛，抗肿瘤、止痛并举效果才会持续。针灸治疗癌痛绝不只是轻度疼痛，中重度疼痛效果也很好；其起效速度远快于皮内注射阿片类药物。

一、针灸

　　针灸治疗癌痛包括毫针针刺、浮针、刺血拔罐、穴位按压、艾灸等，相对而言刺血拔罐、浮针治疗疼痛效果较好且快。

（一）针刺

　　针刺对缓解疼痛有一定疗效，多采用辨证＋远端取穴＋近端取穴＋经外奇穴，若配合子午流注选穴效果更好。应注意时辰选穴，肝经（1～3时）；肺经（3～5时）；大肠经（5～7时）；胃经（7～9时）；脾经（9～11时）；心经（11～13时）；小肠经（13～15时）；膀胱经（15～17时）；肾经（17～19时）；厥阴经（19～21时）；三焦经（21～23时）；胆经（23～1时）。以选相关经络郄穴为主。

　　针具可选用芒针、毫针。芒针（五寸及五寸以上的毫针）可治疗宫颈癌、直肠癌放疗后与膀胱癌引起的膀胱疼痛（选用中极、水道、归来、关元、石门等）；鼻咽癌放疗后颈肩部疼痛与胸胁疼痛（选用阳陵泉下三寸）；鼻咽癌放疗后咽痛（从天荣向咽部针刺）等。毫针围刺可治疗肝癌、浅表肿瘤压迫引起的疼痛，多用于晚期肿瘤体质极差患者。

（二）浮针疗法

浮针疗法是指一次性使用浮针在非病痛区域的浅筋膜层（主要是皮下疏松结缔组织）进行扫散手法的针刺疗法。该疗法用于治疗癌性疼痛起效快且止痛作用好，可用于头颈部、四肢的疼痛，尤其适用于治疗脑转移瘤头痛。在临床操作中，如果没有一次性浮针，可用输液用的碟形针代替。

（三）刺血拔罐

一般可在疼痛部位及其周围结节处刺血拔罐治疗，往往血出痛减。刺血拔罐对缓解急性疼痛效果很好，起效快、止痛作用强且维持时间长。但有一点得提醒大家的是刺血拔罐对胸痛效果不佳。

刺血拔罐说明：①刺血拔罐可治疗不全肠梗阻合并腹痛，多一次取效（选取腰骶椎旁结节）；②刺血拔罐可治疗乳腺癌术后上肢肿胀及阻塞疼痛（选取患侧颈肩部及上肢皮下结节）；③治疗骨肿瘤疼痛和淋巴转移癌疼痛；④治疗肿瘤压迫神经疼痛，如头痛（选用太阳穴、大椎）、胰腺癌腹痛（选取胰俞及周围压痛点）。

如在刺血部位艾灸，即可防止寒邪入侵，又可增加刺血拔罐疗效。

（四）刺血

与刺血拔罐类似，但刺血部位不适宜拔罐，如舌下、枕部、项部、指（趾）端等。如用泻血针针刺天突及周围痛点治疗放疗后会阴痛，血出疼痛缓解。

刺血说明：①不适宜拔罐部位可单纯刺血，但要注意挤血，刺血部位不一定是穴位，但必须是压痛点；②放射性肠炎、直肠肿物、直肠癌术后肛门疼痛，可根据肛周十二点在环颈部位选疼痛点刺血；③放疗后引起的咽喉疼痛可在少商刺血。

（五）艾灸

艾灸治疗寒性疼痛效果也好，如胰腺癌、腹膜后肿瘤引起的疼痛。

二、典型病例

案例 1：刺血拔罐治疗乳腺癌骨转移疼痛超敏验案

患者女，38 岁，重庆市万县人。为乳腺癌术后骨转移患者，在 2009 年 8 月 19 日在北京某三甲中医院行胸 4、5 椎体成形术后，术后双下肢疼痛剧烈，对疼痛超敏，不能接触衣物和抚摸，因疼痛不能入睡 2 月，口服诸药和针刺后不能缓解，找我院疼痛科某主任治疗，但该医生出差，短期不能返回。我决定给她一试。当时的患者坐卧皆不适，痛苦貌，满面愁容、倦怠，双目布满血丝，双眼无神。

我让学生在疼痛明显处刺血拔罐，上午治疗一次后面露笑容，下午再次刺血拔罐，患者在家人搀扶下能行走，经过 5 次治疗后疼痛消失。

案例 2：刺血拔罐治疗胰腺癌患者剧烈疼痛验案

患者男，60 岁，退伍军人，河南人。患胰腺癌，曾以慢性胰腺炎伴假性囊肿治疗 3 年，2009 年病情加重，起初在胃里吐出东西，剖腹探查后发现，胰腺癌浸润到胃并肝转移，因为疼痛行放疗，放疗和每日口服奥施康定 60mg 未能缓解疼痛，背部某一部位因疼痛反复揉搓出现相当 2 个拇指大面积的色素消失点，2009 年 10 月 21 日就诊时腰呈弓形不能伸直，予胰俞、肝俞、脾俞、胃俞等穴位刺血拔罐治疗后，20 分钟后疼痛明显缓解，腰能伸直，患者述说近 3 个月腰未能挺直，这次治疗后腰痛好了很多，挺直腰终于又像个军人了。临行前给医生行了一个标准军礼。

案例 3：艾灸治疗胰腺癌疼痛验案

患者男，天津人。胰腺癌后背腰部疼痛月余，每日以卧床为主，在床上饮食、大小便，曾用布洛芬、氨酚羟考酮等药效果不佳，疼痛 VAS 评分 7～8 分，2016 年 11 月初在好大夫网站咨询，告知用立笑艾艾灸腰背部疼痛点，每天艾灸至疼痛消失为止，痛则灸，艾灸一天后夜间疼痛评分减至 5～6 分，连续艾灸 7 天，疼痛消失，未再疼痛。

在这需要强调的是几种止痛方法不是孤立的，临床要注意多途径治疗以提高疗效，而且强调疼痛一开始就应及时治疗癌痛，以防止癌痛加剧或爆发痛。

三、饮食生活调护

饮食清淡、易消化，适当增加粗纤维膳食促大便通畅。

忌生冷、辛辣、油腻。

第二章 恶性积液

恶性积液包括恶性胸腹水、恶性心包积液、恶性脑积液等。对于恶性积液，古今医家演变出许多治法，或从肺治，或从脾治，或从肾治，或从心治，或从肝治，后学难寻其宗，殊不知《素问·至真要大论》指出"诸病水液，澄澈清冷，皆属于寒""诸转反戾，水液浑浊，皆属于热"，将恶性积液寒热辨治由繁返约，如见淡黄色恶性积液皆可以从寒治疗，可以温阳利水，内服中药、外用针刺艾灸治疗均有较好的效果。而对于血性胸腹水定为热性，用寒性药物血凝酶腔内注射有一定疗效。针灸治疗恶性积液辨识易、起效快、疗效好。

古之先贤治疗鼓胀、悬饮等症主要是改善症状为有效，并无影像学评估其疗效，随着影像学技术普及，发现疏凿饮子、鼓癥丸、鸡矢醴散、十枣汤等名方临证疗效十分有限。现代影像学为中医治疗恶性积液提供疗效评估平台，临床证实针灸在治疗恶性积液方面有明显优势。

恶性胸腔积液

恶性胸腔积液是指原发于胸膜的恶性肿瘤或其他部位的恶性肿瘤转移至胸膜引起的积液。若恶性积液量大，形成速度较快时，肺脏、心脏等受压明显，会出现呼吸困难、胸闷、心悸、咳嗽、气短乏力等症状，甚至出现端坐呼吸、发绀等，严重影响患者的生活质量。

胸水古称悬饮，《金匮要略·痰饮咳嗽病篇》中有相关论述"饮后水流在胁下，咳唾引痛，谓之悬饮""病悬饮者，十枣汤主之"。近代同道多以十枣汤治疗恶性胸腔积液，我们在临床中发现其有效率并不高，经过仔细研读经典、反复临证总结出一系列行之有效的针药结合治疗胸水方法。

一、针刺

针刺云门、期门、章门、京门，温针针刺关元、中极、归来、水道。

云门肺经穴位，云古为云，从"雨"，位在最上，是水化为云之义。期门，肝经募穴。章门，脾经募穴。京门，出自《脉经》，属足少阳胆经，为肾之募穴，《说文解字》"京"，人工筑成的绝高土台，可以理解为京是造成胸水的堰塞湖的山丘，京门是可将堰塞湖中胸水引出的门。从理论上推测这四个门囊括了肺、肝、脾、肾等影响水液代谢的四个脏器，云门可将水化为云散掉，期门调肝顺气引水正常运行，章门健脾治水除去障碍，京门是聚肾气引水下行的门。此外"膜"古通"募"，膜之疾病可以通过募穴治疗，胸水在胸膜藏壁层内，理论上针刺此四门可以治疗胸水。临证发现这四个穴可迅速缓解胸闷症状，但是胸水消退不明显。

因为肾主水，水液代谢是靠肾的气化作用实现的，要想彻底治愈胸水必须温化元气来考虑，温补元气用温针刺关元、中极、归来、水道等穴位。关元为元气所居之所，可温补五脏六腑，使水液代谢正常。水道是胃经水液通行的道路，将胃肠水湿向下传输。归来穴是足阳明胃经下腹部的经穴，"归"还也，"来"返也，有恢复和复原之意，刺此穴可使气血旺盛，使病复原而愈。中极为膀胱募穴，也是任脉足三阴经之会，有很强的利尿作用。

针刺云门、期门、章门、京门，温针针刺关元、中极、归来、水道。上下调理，胸水迅速消失。

二、典型病例

案例1：针刺治疗原发性肺癌大量胸水验案

患者男，66岁，山西省大同人。主诉：右肺肿物切除术后2年10月，右胸疼痛伴胸水1年余。现病史：2010年6月体检发现右肺肿物，腹部头颅CT、全身骨扫描未见转移，肿瘤标记物正常，于北京某部队医院行手术，术后病理：右上肺中分化腺癌，肿瘤大小 2.5×2×2cm，癌组织未侵及胸膜及支气管，支气管断端未见癌，肺门淋巴结未见转移癌（0/11）。免疫组化：HER-1（+），HER-2（灶块+），P53（+<5%），P170（-），KI67（+<10%），VEGF（++），Top-Ⅱα（-），P16（-），术后分期 pT1N0M0，ⅠA 期。术后未行放化疗，2011 年 3 月 CEA、CA199 升高，4 月 PET-CT 示：右肺术后改变，右肺中叶条索状影，代谢轻度增高，考虑炎性病变。2011 年 4 月至 5 月在当地医院行多西他赛＋顺铂化疗 2 周期，化疗期间肿瘤标记物持续升高，患者拒绝进一步化疗。2012 年 3 月出现右胸痛，胸部 CT 示右侧胸腔积液，给予顺铂腔内注射，长春瑞滨单药化疗 1 周期。之后多次化疗，胸水未见减少，曾经胸水引流注射药物引起包裹性积液，胸腔积液分隔。

4 月 8 日超声示胸水最大液平面 11.8cm。

遂在云门、期门、章门、京门针刺，胸闷好转，但胸水未见减少。

4 月 10 日遂在原穴位针刺基础上，同时加用温针关元、中极、水道、归来、地极、阳陵泉等穴位，在针刺同时患者小便便意明显，起针后马上小便，尿出约 500mL，又不到半小时尿出约 300mL，第二天查房时自述患者小便尿量明显增多，比平时多出 1/2 到 2/3。

4 月 11 日下午超声提示胸水为 9.1cm，一下子消失 2.7cm。而且分隔的包裹性积液竟然能消退。

针刺治疗西医学较为棘手的胸水分隔、血性胸水也有满意效果。针刺治疗胸水起效快且持久。

中药治疗胸水可选用九味羌活汤或荆防败毒散等解表除湿类药物，也多能取效，但远不如针刺起效快。

三、饮食生活调护

忌甜食、生冷、辛辣刺激食物，戒烟戒酒，低盐清淡饮食。

避风寒。

不生气，调情志。

恶性腹腔积液

恶性腹腔积液是晚期肿瘤常见的并发症之一，临床表现为呼吸困难、腹胀、恶心、呕吐、纳差等症状，不仅影响患者生活质量，还缩短了患者的生存期，严重者危及生命，是不良预后因素之一。目前临床主要的治疗方法有化疗、腹腔灌注、利尿、腹腔穿刺引流腹水等，但具有积液增长快、抽液后易反复等特点。腹水要注意化湿，《素问·至真要大论》中"诸湿肿满皆属于脾"，治疗腹水从脾治，在健脾的同时温阳祛湿、通利三焦，而运用中药和针灸联合治疗恶性腹腔积液具有一定疗效。

一、针刺

基本穴：内关、水分、水道、归来、中脘、天枢、气海、关元、中极、阴陵泉、三阴交、府舍。

脾经的三阴交、阴陵泉补土祛湿，扶助中焦土的运化。中脘健脾利湿，水分让小肠充分发挥分清泌浊的作用。内关属于手厥阴心包经，络穴，为八脉交会穴之一（内关又名阴维穴。阴，阴液也。维，维持也。阴维名意指本穴有维护与调节人体内外经脉阴液的作用）。水分穴归属任脉，《聚英》云："当小肠下口，至是而泌别清浊，水液入膀胱，渣滓入大肠，故曰水分。"具有分流水湿的作用。水道、归来归属足阳明胃经，《针灸甲乙经》："三焦约，大小便不通，水道主之。"归来穴具有行气活血利水的作用。天枢穴归属于足阳明胃经，为大肠经募穴，是人体上行之清气与下行之浊气的交会之处，是升降清浊之枢纽。中极穴归属任脉膀胱经募穴，是膀胱之气结聚的部位，该穴具有补肾调经、清热利湿的作用。气海、关元穴为先天之气海，是养生吐纳吸气凝神的地方，是人身元阴元阳交关之处；气海穴为身体"发火之船，生命之祖"，老子称关元为"玄之又玄，众妙之门"，具有扶正固本、培元滋阴养血、通阳养血的作用。府舍为脾经穴位，是体内外水液交换的通道，是治疗腹水要穴。

加减：如肝气郁结腹胀明显，加期门；如表闭胸闷加列缺、云门、中府；阳虚不化恶寒明显加命门、会阴、长强等。

二、艾灸

用离照散（生黄芪 10g、细辛 3g、川椒目 10g、龙葵 10g、桂枝 10g）研细末，取适量敷脐，施以离照艾雀啄灸，每日 1 次，首次灸 3 小时，第 2 次之后每次灸 1 小时，以皮肤灼热耐受为度。

离照散中桂枝辛温，通阳散寒祛饮；黄芪甘温，补气固表，利尿退肿；细辛辛温，温经散寒化饮；龙葵性味苦寒，抗癌解毒，利水消肿；川椒目逐水利尿。全方共奏温阳散结、化饮利尿、抗癌之功，配合艾灸温通作用，能激发经气，温通经络，具有较好的效果。

神阙穴（脐部）位居任脉，与五脏六腑联系密切，具有调理冲任、温补下元；通调三焦、利水消肿；健脾和胃、升清降浊的功效。而且脐部是腹壁最后闭合处，表皮角质层最薄，脂肪组织缺如，除局部微循环外，脐下腹膜丰富的静脉网、腹下动脉分支。脐部是一凹陷隐窝，乃天然药穴，最适宜置药，药物通过脐中皮肤的渗透和吸收，输布全身，从而发挥治疗作用。脐窝内温度为 35℃ ±0.8℃，比其他部位的皮肤温度高出 2℃ 左右，比较恒定，神阙穴位给药生物利用度是前臂给药的 1～6 倍，渗透力强，渗透性快，易于药物穿透和弥散，有效提高了药物吸收的有效率；经脐给药不经胃肠道吸收，可避免药物对消化道刺激及肝脏代谢对药物成分的破坏，能更好地发挥疗效。

其中药灸神阙对肠癌、卵巢癌的等寒性腹水效果好；针刺对于肝胆肿瘤热性腹水效果好。可先针刺调理气血，然后药灸治疗腹水；也可两者联合应用。"大腹属脾"，腹部疾患可在脾经有反应，腹水中有湿邪，故能在脾经的足部脉络处刺血，故能迅速缓解腹胀。临床上卵巢癌在然谷周围有红色脉络出现，也为"大腹属脾"的表现。治疗腹水腹胀还可以在腹壁怒张血管处刺络，效果也很好。

三、典型病例

案例 1：药灸神阙联合化疗治疗卵巢癌大量腹水验案

患者女，62 岁，山东人。为卵巢高级别浆液性腺癌，腹膜转移合并大量腹水，因发现较晚，无手术机会，2019 年 9 月于我科住院，化疗配合腹水针法，同时艾灸神阙穴（用离照艾艾灸，每日 1 次，每次 3 小时），腹水明显减少。图 18、图 19。

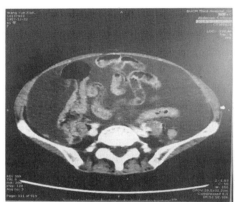
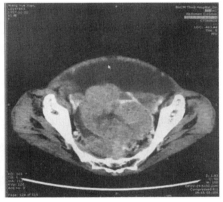

图 18　2019 年 9 月 27 日

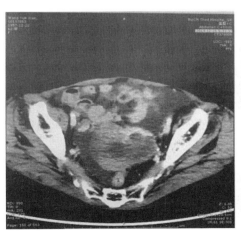
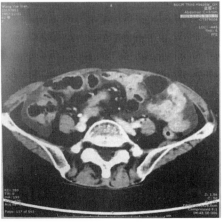

图 19　2019 年 12 月 25 日

患者自诉：我原来是长期大量腹水的患者，在门诊经黄主任的治疗，腹水能控制数月。9月份腹水又增多了，人也瘦得厉害，没力气，开始在黄主任病房住院治疗，一方面给我置管引流腹水，做穿刺活检，一方面给我开汤药，基本上三天就调一次方子，及时根据我的症候改变进行调整。另外我认真按照黄主任要求进行艾灸，除了吃饭睡觉、输液、针刺之外，大部分时间用在艾灸上，每天早起睡醒就开始灸，一天要用掉三四根离照艾艾灸条，灸神阙，灸气海、关元、中脘。

后来我按黄主任的安排输了液，每三周住院输一次，输了一次就感觉肚子瘪了，腹水少了很多，精神也好了，现在输了4次了，都说我比之前胖了，人的状态好多了，九月那会儿，我是病房里最严重的病人，现在走在路上，都不觉得自己是病人了。

案例2：药灸神阙治疗大量卵巢癌大量腹水验案

患者女，70岁，北京人。为卵巢癌肝转移合并大量腹水，2001年8月6日住我院妇科，化疗配合腹腔注射顺铂，腹水不减反增，饮食不进，卧床，10月27日转入我科，来时小便量少，腹围108cm。

用生黄芪、细辛、川椒目、龙葵、桂枝等研细末，取适量敷脐，再用离照艾艾灸，每日1次，每次2小时。

治疗当日患者小便量明显增加、有食欲，5天后腹水消失，腹围为90cm。患者因广泛转移于2006年11月去世，其间一直未出现腹水。

案例3：针刺治疗结肠癌大量腹水验案

患者女，69岁，北京人。患结肠癌术后，肝转移，出现大量腹水，小便少，每日仅200mL，不敢饮水，白蛋白在正常范围，应用利尿药物小便仍少，查腹水超声提示腹水12cm，在阳池、石门、水道、归来、中极、气海、关元、内关、阴陵泉、三阴交等穴，芒针针刺，中午2时施针，下午3点小便开始增多，到下午5时小便量约2000mL，腹部由膨隆变得平坦，食欲大增，之后每日针刺，5天后腹水消失。

案例4：针刺治疗乳腺癌腹腔转移腹胀验案

患者女，49岁，北京市人。某三甲医院护士。为乳腺癌腹腔淋巴结转移，出现大量腹水，胀闷难忍，不能进食，腹水引流后迅速增多，每天默默无神地望着天花板，某日我们值班，诉说当日说是她的生日，想吃生日蛋糕。因为我们是同事，该患者出生不久就被收养，一直未婚，身世可怜，我掏钱给买来蛋糕，她看了看又没了兴趣，遂在公孙、然谷、太白等穴附近怒张血管处刺血，血出腹部胀满马上缓解，食欲大增。后来经常满楼道里寻找我们团队人给她扎针，成为笑谈。

案例5：药灸神阙治疗原发性肝癌合并黄疸、门静脉癌栓、腹水验案

患者男，50岁，河北省唐县人，病例号1075378。主因"腹胀双下肢浮肿15天"于2001年2月25日收住院，患者15天前无明显诱因出现进食胃脘胀痛、腹胀、双下肢浮肿，未引起重视，继而尿黄、目睛黄染而就诊，入院时见腹胀、双下肢浮肿、黄疸、疲乏、纳少、口干、胁痛，舌暗红，苔黄，脉细滑，查全身肌肤及巩膜黄染，面部满布蜘蛛痣，肝大，于锁骨中线肋下5cm可及，中等硬度，无结节，触痛，蛙状腹，移动性浊音，腹围106cm（＋）。腹部CT示：①肝左右叶大片轻度不均匀强化灶，门脉期消退，考虑为肝癌；②门静脉癌栓形成，大小约3.0×2.0cm；③脾大，腹水。腹部超声：下腹部探及大片液体，最大厚度8cm，有肠管漂浮。AFP257ng/mL。此为肝癌晚期，证属肝阴不足、血瘀水停，治当养阴活血、温阳利水。

药用：大生地15g，北沙参15g，山茱萸15g，莪术10g，凌霄花12g，川椒目12g，当归10g，生黄芪40g，桂枝10g，郁金10g，龟甲15g，大腹皮10g，茯苓皮15g，茵陈15g，炒栀子10g，龙葵20g，同时予细辛3g，川椒目10g，龙葵10g，桂枝10g，生黄芪10g研细末，取适量敷脐部，艾灸脐部药粉。

7日后腹水明显减少，黄疸渐退，胁痛、胃脘胀痛消失，饮食明显好转，但见午后低热。

上方加银柴胡10g，青蒿10g，知母10g，丹皮10g后热退。

经40天治疗诸症消失，体重增加，腹围89cm，移动性浊音（－），肝于锁骨中线肋下 2cm 可及。

腹部增强 CT 示：①肝脏在动静脉期不均匀强化，考虑弥漫性肝癌可能；②脾大，少量腹水。6 月 6 日腹部 B 超示：①肝内回声不均匀，肝大，早期肝硬化表现；②脾大，少量腹水。AFP29ng/mL。6 月 20 日腹部增强 CT 示：①脾大；②肝损伤。与老片比较，低密度病灶消失，考虑脂肪肝。8 月初已重新恢复正常工作。12 月 2 日腹部 CT 未见异常。至今随访无病健在。

腹水是肿瘤并发症中治疗较为棘手的，我们临床将其分为湿热蕴结型、肾气不足型、元阳不足型，针药灸联用有效率约在 80% 左右。

四、饮食生活调护

腹水患者要加强营养，清淡饮食，限制钠盐（每天约 5g 左右的食盐）；可以食用一些具有促进小便排泄减轻腹水的食物，如萝卜、赤小豆、玉米须、鲤鱼等。

忌食甜、凉、生的食物。

不生气，调畅情志。

手足腹部保暖。

此外如肝硬化腹水的患者应该避免食用坚硬、过热的食物，尽量进食软和易消化的食物，避免引起上消化道出血。

心包积液

恶性心包积液是肿瘤科常见的、严重的并发症之一，多继发于实体肿瘤或血液系统恶性肿瘤浸润，常见肿瘤如肺癌、乳腺癌、白血病、淋巴瘤、恶性黑色素瘤、胃肠道肿瘤及肉瘤等，原发于心脏和心包肿瘤的很少。恶性心包积液严重时会出现心包填塞、呼吸困难等症状，若不及时处理，可引起心力衰竭、呼吸衰竭等，甚至死亡。目前主要的治疗方法有经皮心包穿刺置管引流术、心包硬化剂、心包开窗引流、使用利尿剂以及治疗原发肿瘤等。这些治疗方法虽有一定疗效，但远期疗效差，积液易反复再发。我们在临床中发现艾灸治疗中少量恶性心包积液效果显著，且可防止恶性心包积液引流后复发。

一、艾灸

离照艾艾灸虚里（左乳头下心尖搏动处。女子因立位出现乳房下垂，艾灸时应采取卧位），每日一次，每次半小时。

心为太阳，心包代心受邪，心包积液病机为阳气大虚、饮邪上泛，治疗应温补心阳、温化水饮。艾灸疗法可温通气血、宣经活络、回阳补虚、祛寒逐湿，使脏腑阳气充足，水饮寒邪消散。虚里穴位于心尖搏动处，与心包紧密相连，为心气之所至，虚里的搏动强弱，可反映心气的盛衰，心包积液时，虚里搏动明显减弱，严重时搏动弥散不应。选择虚里为艾灸部位，药丸可直达病所，使药物、艾灸温阳之力量直接作用于心包，使心气强盛，饮邪得以消散。

二、典型病例

案例1：艾灸虚里协助治疗肺腺癌大量心包积液验案

患者女，52岁，北京人。为肺腺癌骨转移、锁骨上腋下淋巴结转移与大量心包积液患者，曾化疗（培美曲塞加卡铂）6周期，病灶缩小，艾灸虚里心包积液由大量变为中量，之后变为少量。4月后肿瘤增大，EGFR检测未见突变，遂予多西他赛化疗，化疗后肝功异常，之后喘憋，日渐加重，显示双侧大量胸腔积液。予胸水引流后未见喘憋明显缓解，患者干呕频频，不能平卧，查心包大量积液，艾灸虚里，喘憋更甚，遂予心包穿刺引流术，引流后艾灸虚里，经过引流心包积液4次后（先为红色、后为淡黄色），心包积液量减为每日30mL，之后3天拔出引流管，后未出现喘憋。称奇的是患者心包引流处下方出现大面积的淤血，艾灸后淤血面积逐渐缩小，后完全消失。

案例2：艾灸虚里治疗胸膜间皮瘤合并大量心包积液验案

患者男，63岁，黑龙江省安达市人。2010年6月8日就诊，主诉：恶性胸膜间皮瘤3月余，大量恶性心包积液两周。

现病史：患者 3 月前不慎拉伤后，左侧胸胁部疼痛，就诊于当地医院，胸片提示胸腔积液，给予利尿剂后好转。2010 年 4 月 2 日后大庆某总医院胸膜活检，病理提示：（胸膜）横纹肌组织周边见小灶性异型细胞，疑恶性肿瘤。2010 年 4 月 8 日哈尔滨某医院 CT 示：左侧胸腔占位，考虑间皮瘤可能，穿刺活检病理是：（左下胸膜）病变倾向恶性间皮瘤。2010 年 5 月 27 日因心慌、心悸、胸闷、出汗就诊于大庆某总医院，超声心动示：心包大量积液，室间隔基底段增厚，左室松弛性下降，遂抽取心包积液。总液量 300mL，为进一步治疗来诊。

刻下症：时有心悸，纳可，眠安，大小便正常。舌暗红，苔白，脉右沉细，左滑。

个人史：吸烟 25 年，20 支 / 日，饮酒 35 年，约 500mL/ 日。

辨证为阳虚痰蒙，药用煅海浮石 50g，白英 20g，百合 30g，知母 20g，砂仁（后下）10g，干姜 10g，熟地 30g，生黄芪 50g，焦山楂 30g，当归 20g，升麻 3g，地龙 10g，山茱萸 30g，守宫（打）30g，蜈蚣 3 条，桂枝 10g，茯苓 30g，制附片（先煎）10g，桑白皮 15g，川椒目 10g，葶苈子 30g，红枣 10g，每日一剂，水煎服。

配合艾灸虚里，每日一次，每次 30 分钟。

2010 年 7 月 1 日再诊，心包积液消失，引流管已拔。

2011 年 4 月 7 日、8 月 2 日、12 月 6 日；2012 年 4 月 24 日、11 月 13 日；2013 年 4 月 25 日，反复就诊，心包积液未再复发，胸膜间皮瘤消失。

三、饮食生活调护

避风寒。

避免精神紧张、恐惧。

脑水肿

脑水肿是脑转移癌及放疗后常见且致命的并发症之一，脑水肿会导致颅内压增高或神经功能缺损表现，可能会出现轻微头痛、头晕、视物模糊、偏瘫、偏身感觉麻木，严重者会出现脑疝，剧烈头痛、喷射性呕吐，烦躁，抽搐甚至呼吸心跳停止等症状。目前西医学对于脑水肿的治疗主要为激素、甘露醇、贝伐珠单抗等治疗，严重者神经外科医生通过颈静脉将脑积水引流到胸腔或腹腔。

针灸治疗脑水肿引起的相关症状起效快、疗效好。

一、针灸

（一）药灸百会穴

去百会处毛发，将温阳利水药物（离照散）研成细末，蜂蜜调成糊状，敷在百会穴，再用离照艾艾条灸之，每次半小时。

根据"气街"理论，"头气有街""气在头者，止之于脑"（《灵枢·卫气》），即经气到头部的（手、足三阳）都联系于脑。根据"四海"理论，"脑为髓海"。杨上善注说"胃流津液渗入骨空，变而为髓，头中最多，故为海也。是肾所生，其气上输脑盖百会穴，下输风府也"。可见，百会穴与脑密切联系，是调节大脑功能的要穴。头为诸阳之会，百脉之宗，而百会穴则为各经脉气会聚之处，穴性属阳，又于阳中寓阴，故能通达阴阳脉络，连贯周身经穴。百脉之会，贯达全身。且百会为督脉经穴，督脉又入脑。

（二）百会穴刺血拔罐

刺血拔罐：将患者百会穴位置的头发剃干净、消毒，做刺血拔罐。迅速降低颅压。

（三）发泡罐

沿着督脉、膀胱经第一侧线，第二侧线拔罐，并且久留罐至起泡，随后用注射器吸出泡中液体，可明显减少脑水肿。

（四）头部浮针

在百会穴前 3～5cm 处或大椎穴，选取平坦处沿皮下进针，向百会穴 / 头部方向做扫散，对缓解头晕头痛效果很好且快。

（五）颅荐椎松解

在颅荐椎附近寻找结节，用指尖轻拨，直至疼痛消失，两日 1 次。也可明显缓解头晕头痛症状。

二、典型病例

案例 1：药灸百会穴治疗面部肿胀麻木，伴口角歪斜 1 例

患者男，51 岁，周围型肺癌脑转移 1 年，伴脑水肿加重半年。患者 2 年前无明显诱因出现胸闷，咳嗽，就诊于当地医院确诊右下肺占位。2016 年 3 月，出现右侧面部肿胀麻木，伴口角歪斜。MRI 提示：右侧额颞叶占位病变，考虑转移瘤。

2016 年 6 月 29 日，行右侧额颞叶肿瘤切除，术后病理示：转移性腺癌。患者术后症状未缓解，且呈加重趋势。出现间断性癫痫发作，2–3 次 / 月，面部肿胀，口角歪斜，言语不清，口齿不利，右侧肢体肌肉萎缩，及右侧肢体麻木。患者家属代诉，就诊时依赖静脉滴注甘露醇治疗，不能停药，3 天不用甘露醇治疗即出现右侧面部肿胀加重，言语不利加重，家属为此心急如焚。

2017 年 2 月 9 月于我科室初诊，开具离照散方 3 剂，嘱以取适量，蜂蜜调糊状，敷在百会穴，外用离照艾艾条灸，每日 1 次，每次 30 分钟。

2017 年 2 月 16 日二诊，家属代诉每日坚持艾灸，次日面部浮肿就较前日减轻，近来口齿逐渐清楚，言语日渐流利。嘱患者继续坚持药灸百会，患者应允。

2017 年 2 月 23 日，患者三诊，家属代诉近一周情况愈加好转，目前口齿说话已清楚流利，且已停用甘露醇一周，未再出现面部肿胀，口眼歪斜，头晕等症状，癫痫也未发作。

患者及家属均开心不已，特来感谢授以良方，表达了深切的感激之情。

案例 2：药灸百会穴治疗肺癌脑转移癫痫验案

患者女，36 岁，山西长治人。患肺腺癌脑转移骨转移，2010 年 10 月初因我科无空床，住我院外康病房，时患者已卧床，CT 示脑大面积水肿，每日癫痫 4 ～ 5 次，每次 2 ～ 4 分钟，应用脱水、口服抗癫痫药物无效。

予黄芪、细辛、川椒目、龙葵、桂枝等份研细末，取适量敷百会，离照艾艾灸百会穴药粉，每日 1 次，每次 2 小时，口服中药。

至 2011 年 3 月 16 日复查肺部病灶骨转移灶稳定，脑水肿显著消退，脱水药停用，癫痫消失，人可以扶墙行走。

案例3：药灸百会穴治疗肺癌脑转移严重呕吐验案

患者女，70岁，吉林人。为肺癌骨多发转移、脑转移患者，患者卧床不能行走，口服特罗凯、头颅放疗后头痛加重，每日在床上大小便，呕吐，甘露醇每6小时静脉滴注一次，口服地塞米松7.5mg，主治医生劝家属放弃治疗，其家属通过熟人找到我，家属代诊。

予黄芪、细辛、川椒目、龙葵、桂枝、甘遂等研细末，取适量敷百会，再用艾灸，每日一次，每次2小时，口服中药。

3天后家人告知患者已能下地，在家人搀扶下可行走，甘露醇每天改为一次，停用口服激素。

7天后能自己下床行走，未见呕吐，饮食正常，甘露醇减为125mL/日。家属和主治医生啧啧称奇。后患者亲自来诊，一点都不像肺癌脑转移患者，行走自如。后复查头部MRI，水肿消失。

案例4：浮针治疗肺癌脑转移头晕验案

患者女，70岁，北京人。为肺癌脑转移患者，入院查的头部CT可见大片的水肿带，再加上患者目前正在做头部放疗，尽管甘露醇、甘油果糖、激素等脱水药都用了，仍头晕严重。

询问患者哪个部位晕得厉害，患者说"后脑勺晕得我都不能转头，走路也跟踩棉花一样"。确定患者头晕的部位和范围，在大椎穴上0.5寸进针，针尖指向头顶平刺于皮下，然后针尖指向后脑勺作扇形扫射。两三分钟后，患者居然能转头回望了，头晕一下子缓解了很多。患者小心翼翼地下床，走了几步，没问题，很高兴，在病房走了数圈。

三、饮食生活调护

忌食生冷、甜食、辛辣刺激、肥甘厚腻及腌制食物等。

不生气、勿怒、勿着急，保持情志舒畅。

避风寒，后背头部保暖。

第三章　咯　血

肺癌咯血在肿瘤科非常常见，支气管壁上的肿瘤破裂引起的大咯血极其凶险，往往数分钟内就能导致窒息，不容小觑，针对咳血的治疗一定要尽早，防患于未然。诊治咯血患者必须先看胸部 CT，了解肿物生长位置，如在大气管壁，可用冷冻或介入消融，也须告知患者及家属，不能剧烈咳嗽，谨防大出血。

一、针刺

双侧孔最穴注射血凝酶等止血药物对于肺癌咯血是取效甚捷的一个方法，但其疗效不如口服中药效果好。

中药方面，首推张锡纯的化血丹（花蕊石、三七粉、血余炭），多数情况下，对于非鳞癌导致的咯血效果满意。如效果不满意，可在化血丹的基础上加川贝等加强清肺降逆的中药。

对一些特殊原因导致的咯血需要格外注意，如肺癌空洞咯血以及贝伐珠单抗导致的咯血，常规中西药物止血效果绝大多数不理想，化血丹的疗效同样欠佳，可选用合欢皮 30g，水煎服。合欢皮清热排脓，尤其适合空洞引起的咯血，亦适合肺鳞癌（属火）和贝伐珠单抗导致的空洞咯血。

二、典型病例

案例 1：孔最穴注射血凝酶治疗肺癌咯血

患者女，68 岁，教师，北京市人。2006 年 4 月，患肺癌，痰中带血，应用中药血痰时有时无，多时盈口，患者及家属甚是紧张，口服云南白药无效，遂在手太阴肺经的郄穴孔最注射血凝酶一支，之后痰血减少消失，数月后再次出现痰血，在汤药中加化血丹后未在出现痰血证。

三、饮食生活调护

饮食忌辛辣刺激、热性饮食（牛羊肉、无鳞鱼等），调情绪，忌暴怒，避风寒。

适当口服止咳药物，避免剧烈咳嗽引起气管壁血管破裂引起的大出血。

第四章　不全肠梗阻

　　癌性肠梗阻是晚期腹盆腔肿瘤常见的并发症之一，发生率为5%～43%。癌性肠梗阻具有痛、呕、胀、闭的特征，通常将其归入"反胃""痞证""肠结"等范畴。六腑泄而不藏，以通为顺。癌毒蕴结于肠道，肠道气机逆乱，通降失常，壅滞不通，累及脾胃，脾气不升，胃气不降而发为本病。病机为邪居肠腑，腑气壅闭，故治疗重点在于通腑攻邪。

　　肠梗阻分为机械性和非机械性的肠梗阻，肠梗阻首先要拍腹平片和查电解质。肠梗阻腹平片显示有液气平。肿瘤科肠梗阻可见多处机械性肠梗阻；钾低则动力不足容易出现非机械性肠梗阻。

　　不同部位肠梗阻有不同表现，高位肠梗阻第一表现为吐；第二表现为疼，肠梗阻经常伴有肠粘连，所以表现为疼。低位肠梗阻表现为不排气、不排便、腹痛等。常规治疗首先禁食水、肌肉注射奥曲肽、静脉滴注抗生素；或植入支架；积极治疗原发病。中医治疗除盘状肠梗阻效果不佳外，其余不全肠梗阻效果多数满意。查看肠梗阻是否为中医适应证时，可查患者肱骨部位肌肉，如肌肉饱满刺血拔罐多数有效，如皮包骨，即使再努力也无效。

一、针刺

（一）刺血拔罐

　　基本穴位：大肠俞、小肠俞、脾俞、胃俞、三焦俞、大横、腹结等及周围皮下结节，刺血拔罐。

经络内络于脏腑，外络于肢节，具有通达内外、联络肢节的作用，是气血运行的通道。脏腑之气通过经络输注于体表而为腧，刺激相应腧穴可调节脏腑功能。此外，当人体内脏功能失调，相应腧穴经气不利，表现出局部充血、扩张、变形等病理变化，故重点选用大肠、小肠、脾、胃等相应腧穴及大横、腹结部位的皮下结节刺血拔罐，调节肠道以通为顺的功能。

可在刺血部位艾灸 10 分钟，增加温通力量，绝大多数患者一次治疗后症状缓解。

（二）针刺要点

基本穴位：期门、中脘、水分、大横、腹结、府舍、足三里、公孙、太白及梗阻部位皮下结节。

操作要点：在梗阻部位皮下结节、大横、腹结、府舍每个部位要 3 根芒针同时针刺，增加刺激量，其余部位常规针刺。

二、典型病例

案例 1：刺血拔罐治疗胃癌卵巢转移恶性不全肠梗阻验案

患者女，42 岁，北京人。为胃癌卵巢转移，腹腔巨大肿物，饮食不慎引起不全肠梗阻，肠梗阻为多个部位，其主管医生给予胃肠减压、静脉营养支持以及奥曲肽治疗后，10 天尚未缓解，某晚我值班，患者腹痛剧烈要求肌肉注射吗啡，我们团队予腹结、大横、足三里、肝俞、胆俞、脾俞、胃俞、大肠俞、八髎、腰俞等部位及其周围皮下结节刺血拔罐加艾灸，第二天早晨巡视病房时，患者自述昨晚 10 时排出大量宿便。之后曾再次出现不全肠梗阻，也用同样方法缓解。

案例 2：刺血拔罐治疗慢性放射性小肠炎合并不全肠梗阻验案

患者女，45 岁，河北省秦皇岛人。因宫颈癌行盆腔清扫术后局部放疗 3 年余，2009 年 10 月底出现呕吐、腹痛，排气排便减少，腹平片提示肠梗阻，小肠造影提示小肠回肠段蠕动减慢，考虑为放疗引起的小肠纤维化并发不全梗阻。

曾于外院灌肠补液等治疗，梗阻间断复发，来诊时虽能进食自主排便排气，但纳差、胃胀、便后腹部隐痛。给予脾俞、胃俞、大肠俞、腹结、大横等穴位刺血拔罐，治疗当晚排气明显增多，食后胃胀减轻，同时予上述穴位艾灸后顿感腹部舒适感，嗳气、矢气，呕吐一次后，立即自觉身体轻松，出现饥饿感，饮小米粥一小碗，无不适感。当晚睡眠明显好转，次日晨排便排气无腹泻。多日后于食后轻度胃胀，腹痛，但排气较前明显顺畅，诉为两月以来状态最佳时。由于患者在外地，每周治疗一次，总共治疗 3 次，患者进食如常，无不适主诉。

时至 2021 年 3 月未再次出现梗阻。

特别强调：一旦出现肠梗阻尽早治疗，一般是当日梗阻当日通；同时注意腹部保暖，缓解后先从易消化软食流食开始。

三、饮食生活调护

不全肠梗阻的患者在疾病发作期，需严格禁食禁水，依靠静脉肠外营养支持补充能量，疾病缓解后先以流质，或半流质饮食为主。宜少食多餐，注意少吃淀粉丰富的食物，如土豆、芋头、粉丝、粉条、红薯、凉粉等；忌产气的食物，如牛奶、豆浆、芹菜、黄豆芽、洋葱等；忌生冷、油腻的食物，这些食物可以刺激胃肠道，出现痉挛疼痛，加重肠梗阻。

更忌甜食，哪怕是水果汁也不能吃，甜食引起的肠梗阻教训足够多，切记切记！

第五章　乳腺癌术后上肢肿胀

乳腺癌术后上肢肿胀是乳腺癌手术、放疗后常见并发症，由于清扫腋窝淋巴结和（或）淋巴结区域放疗造成约 70% 的患者出现术后上肢肿胀。许多乳腺癌患者的术后上肢肿胀常自行加重，导致恶性循环，使患者终生忍受该病带来的外观异常、疲劳乏力、感染和上肢功能障碍等，重者甚至致残。

乳腺癌术后上肢肿胀的形成机制较复杂：腋窝淋巴的清扫切断了上肢淋巴回流通路，导致间质液中蛋白浓度增高，滤过压增加；同时血浆蛋白减少，使胶体渗透压差降低，组织液增加，导致水肿。另外，腋窝的创伤导致瘢痕形成，更阻碍了静脉和淋巴回流，加之术后放化疗损伤血管及淋巴管，更进一步加重了上肢水肿。西医学常用微血管和淋巴管吻合术治疗，效果并不理想。

中医对乳腺癌术后淋巴水肿的认识是较为科学的。

首先，古人没有认识到淋巴管和血管的区别，而是根据临床表现分析病因，认为"血不利则为水"，即上肢水肿因血瘀而成，故可通过改善血瘀来治疗水肿。其实我们不必纠结于血管和淋巴管的异同，从中医理论认识这个问题就很简单了。"水入于经，其血乃成"，"血积既久亦能化为痰水"。瘀血阻滞经脉，津液不布，水湿外溢，溢于肌肤而发生水肿。血瘀与水肿互为因果。血瘀为水肿的病理基础，而水肿导致肢体肿胀，使营血的运行更加受阻，从而加重了血瘀。

第二，腋下、肩关节、上肢部位经筋密集，疾患多与肝相关。《灵枢·邪客》说"肝有邪，其气留于两腋"，肝主藏血，在体合筋。筋，包括肌腱和韧带，附着于骨而聚于关节，是连接关节、肌肉，主司关节运动的组织。"诸筋者，皆属于节"，正是由于筋的收缩、弛张，关节才能运动自如。筋的功能依赖于肝血的濡养。肝血充足，筋得其养，才能运动而有力。肝血充足则筋力强健，运动灵活，能耐受疲劳，并能较快地解除疲劳。

第三，"脾乃气血生化之源""诸湿肿满皆属于脾""脾主四肢"，脾胃受损，气血化生不足，气虚推动血行无力而致瘀，脾虚运化水液无能而致湿，瘀血水湿互结停留肌肤之间，引起肿胀。

第四，肩背痛与痰饮关系密切，"痰之为物，随气升降，无处不到"，痰湿停滞于关节，则关节痹痛；停滞于腋下上肢，则腋下淋巴结或上肢肿胀。"善治痰者，不治痰而治气，气顺则一身之津液，亦随气而顺矣"，因此在治痰的同时还应兼顾理气。

此外，乳腺癌上肢肿胀患者多存在风湿邪气，风湿郁于肌表，可由表达里，治疗借助发汗，开放腠理，以除在肌表之风湿邪气。"若治风湿者，发其汗，但微微似欲汗出者，风湿俱去也"。

一、针刺

（一）刺血拔罐

基本穴位：患侧颈部、肩部、上肢皮下结节。

中医学认为，乳腺癌上肢肿大多是因手术造成的气血虚损，脉络损伤，气虚不能行血，脉络瘀阻加重，血行脉外则为患肢肿胀。张子和云："针刺放血攻邪最捷。"结节是局部气血瘀滞的表现，故通过对结节刺血拔罐可将瘀滞的血毒引出体外，局部的气血自然会循环通畅，水肿迅速消失。

选患侧颈部、肩部、上肢皮下结节，将结节刺血拔罐，之后艾灸刺血拔罐处，每周一次，同时每天将上肢由远端到近端刮痧 20 遍。

临床中有部分患者针眼处持续流出清亮液体，大可不必紧张，可在流出液体的针眼处艾灸，直至不再有液体流出。

患者刺血处始见浓黑血、后见"血与水混合"、之后晶莹透彻液体流出，此时病将愈。

（二）刺血

基本穴位：极泉及周围瘢痕组织。

操作要点：选取极泉穴及周围疤痕组织，用毫韧针松解，挤出血液。

术后上肢水肿病根在腋下淋巴回流受阻，腋下极泉穴附近疤痕影响淋巴与血液回流，毫韧针松解这些部位对缓解术后上肢肿胀疗效满意。

二、典型病例

案例 1：刺血拔罐治疗乳腺癌术后双侧上肢肿胀验案

患者女，31 岁，北京人。于 2015 年 1 月确诊左侧乳腺癌，并于当年 2 月行左乳改良根治术及淋巴清扫术。又于 2016 年 11 月再次确认为右侧乳腺癌，并于 2017 年 4 月行右乳改良根治术和淋巴清扫术。术后病理均显示为三阴性乳腺癌，左侧 54 个淋巴结转移，右侧 21 个淋巴结转移。

患者在第一次手术大概半年以后就发生了上肢水肿的情况，逐渐加重，最初以轻微的麻和胀为主要感觉。第二次乳腺手术以后，立刻就感觉患侧手臂麻肿得非常厉害。而且同时双侧上肢都有比较严重的水肿。

患者最明显的感受是麻、胀、痛，麻是首当其冲的。当时麻到什么程度呢？就像大家平时上完厕所蹲久了腿麻的那种感觉一样，当时麻到影响手的触觉判断。经常是手垂下来做一些事情的时候，会有一些触觉上的误差。

如果说麻还能勉强接受的话，而肿胀的程度已经严重影响到患者的情绪了。因为长期不能做家务，不能提重物，给生活上带来了很多不方便，甚至一度导致整个人处于抑郁状态。

患者在极其困扰的情况下，向我寻求帮助，我在双侧颈部、肩部、上肢寻找皮下结节进行刺血拔罐治疗。患者做完第一次治疗后，手麻的感觉减轻了 30%～40%，治疗后的一周里，左右侧翻身时候已经不再有紧绷和压迫感，同时胀的感觉已经基本上没有了。第二次治疗后，手术形成的腋下硬块儿，柔软了非常多。

案例 2：刺血拔罐治愈乳腺癌右上肢肿胀验案

患者女，50 岁，四川人。为右侧乳腺癌术后，因患肢过度用力出现整个右上肢明显肿胀，无红肿热痛，口服及外用药物一月无效。予患侧上肢皮下结节刺血拔罐，以肺经穴位为主，兼其他经穴，配合患肢由远端到近端按摩。经 20 天后上肢肿胀消失。治疗期间出现持续从针眼处流出清亮水滴，用艾灸灸治针眼渗液处 10 分钟后不再从针眼渗液。

起初患肢劳累后偶有轻微的上肢水肿，家属刺血拔罐后立即缓解。至今患肢如常，未见水肿。

案例 3：刺血治疗乳腺癌左上肢肿胀验案

患者女，38 岁，北京人。患双乳三阴性乳腺癌术后半年，上肢肿胀，不能洗自己内衣，每晚上肢上举才能休息，个人生活依靠父母非常不便。遂在双腋下极泉穴及周围疤痕部位用毫韧针松解，一次后明显减轻，胀麻已不明显，可以自己洗内衣。前后治疗四次，上肢活动已无大碍。

特别提醒：手术后一旦出现上肢肿胀，宜尽早治疗，往往能治愈，效果满意；一旦拖延日久，难以治愈。针刺治疗上肢水肿与病史关系不大，与是否有脂肪沉积、纤维化、指凹性水肿关系密切。

乳腺癌术后当日立即将患肢抬高，持续数日，可明显减少上肢水肿发生概率。

部分乳腺癌腋下有肿物引起的水肿非中医所能为，当先手术或放化疗。

三、饮食生活调护

注意避免患肢负重、用力或受凉。

乳腺癌术后上肢肿患者忌食油腻、荤腥厚味等助火生痰、有碍脾运的食物。

避免蚊虫叮咬。

保持乐观心态。

第六章　下肢肿胀

下肢淋巴水肿是盆腔肿瘤尤其是妇科恶性肿瘤的常见并发症之一，常表现为明显的肢体肿胀、活动受限等症状，且病程迁延，顽固不愈，多因放化疗和淋巴清扫术等因素造成淋巴管狭窄、闭塞及纤维化，导致远端淋巴回流受阻，淋巴液在皮下组织积聚，最终引起局部纤维组织增生，脂肪堆积硬化，最后出现肢体肿胀，皮肤增厚、粗糙，坚如象皮等症状，故又称"象皮肿"。

肿瘤相关性下肢淋巴水肿属先贤著述中"气肿""湿肿"和"脚气"范畴。水为阴，阴为患当属阳之过，而阳之病，总责之于虚与实两端，即阳虚不化与阳气郁结，均可导致水湿不化，进而发为水肿。气肿是以阳气郁结为主，气肿主要表现为皮肤较厚，有弹性，《丹溪心法·水肿》云："气肿者，皮厚，四肢瘦削，腹胁胀膨。"情志是影响气机运行的主要因素，《赤水玄珠·水肿》云"气肿者七情停涩"，指出气肿多因气滞湿郁水凝所致。湿肿则表现为皮肉重坠胀急，按之凹陷，如烂棉不起，浅则光亮如水疱，破流黄水，浸淫皮肤，《证治要诀·肿》云："感湿而肿者，其身虽肿，而自腰以下至脚尤重，腿胀满尤甚于身，气或急或不急，大便或溏或不溏，但宜通利小便。"多为脾气不足，土不制水而发为水肿。临床中下肢淋巴水肿主要辨证为肝气郁结、脾肾阳虚两种类型。

一、针刺

基本穴位：环跳、委中。

操作要点：环跳针刺；委中刺络拔罐，取立位，膝盖挺直，委中刺血或刺络拔罐。

适应证：多用于治疗下肢淋巴水肿的实证，适用于气滞血瘀导致的单侧下肢淋巴水肿。

水肿与血瘀相互作用，故治疗水肿可从瘀血治，王冰注云"去菀陈莝，谓去积久之水物"。而刺血可以行气导滞、活血化瘀、祛湿利水，因此治疗单侧下肢淋巴水肿时常在针刺环跳穴后，继而再以委中穴刺血拔罐。环跳穴位于足少阳胆经，为足少阳经与足太阳经交会穴，位于下肢的起始部位，具有利腰腿、通经络、调理气血之效。针刺环跳穴，疏利少阳气机，水湿得下。委中穴，又名郄中、血郄，属足太阳膀胱经，为膀胱经的合穴，位于腘横纹中点，刺之可以调理膀胱经气血，研究表明委中穴有疏经活络、行气止痛、化气利水的效果。委中刺血拔罐后恶血出，瘀滞得以消除，水道通畅，水利则肿消。

委中刺血拔罐时嘱患者膝盖伸直，可以选取腘窝经脉怒张处进行刺血，拔罐时间为 8～10 分钟。若患者水肿严重，皮肤张力过高，针眼渗液不止，可以局部艾灸 10 分钟。

二、典型病例

病例 1：委中刺血拔罐治疗单侧下肢水肿验案

患者女，56 岁，北京人。2016 年 10 月就诊，主诉：卵巢占位术后 14 月，左下肢肿胀 1 月。

现病史：患者 14 月前无明显诱因出现腹胀，于外院行腹部 CT 检查发现卵巢占位合并腹水，行腹水脱落细胞病理学检查，找到癌细胞，行卵巢癌减灭术，术后病理示：高级别浆液性腺癌，累及左右附件、左右宫旁组织、子宫表面、大网膜、阑尾浆膜，宫颈未受累，术后外院给予化疗。病情进展。刻下症：患者腹部胀满，食不下，左下肢淋巴水肿明显，按之迅速平复，胸闷气短，寐差，小便短少，大便不畅，左下肢深静脉超声未见血栓。方药：柴胡 15g，黄芩 10g，党参 15g，法半夏 15g，生姜 15g，茯苓 30g，甘草 10g，猪苓 15g，泽泻 20g，炒白术 15g，桂枝 15g。针刺先选取患侧环跳穴针刺，再对其足太阳膀胱经合穴委中进行刺血拔罐。第二日查房，患者腹满减轻，小便自利，左下肢肿胀好转，前后一个月下肢淋巴水肿基本消失，之后因过度劳累偶有水肿，但会迅速消失。

三、饮食生活调护

忌生冷、寒凉、甜食、过咸。

抬高患肢、不要过度活动，避免蚊虫叮咬。

刺血拔罐后可穿弹力袜或者绷带加压，有助于消肿。

第七章　带状疱疹

带状疱疹是一种由水痘－带状疱疹病毒引起的感染性皮肤病，当人体免疫力低下时容易发生，对于肿瘤病人来说，本身免疫力较低，且经过放化疗等治疗后，免疫功能受到进一步的抑制，故带状疱疹是肿瘤病人常见的并发症，并容易引起后遗神经疼痛，令患者十分痛苦。西医治疗主要采用抗病毒、糖皮质激素、止痛药物等，但疗效差强人意。

中医古称带状疱疹为"蛇串疮""缠腰火丹""蜘蛛疮"等，为外感火热之邪，且机体湿热内蕴，内外相合而发病。《医宗金鉴》中详细指出："蛇串疮干湿有别，红黄有异，外形累累如串珠，形如云片，作痒发热，此为风热毒邪侵犯心肝二经。"对于肿瘤患者来说，除了以上病因病机外，还存在免疫功能低下等因素。我科采用刺血拔罐或者火针等外用法，结合中药内服，疗效确切，不但可以快速控制带状疱疹，减轻疼痛，还可同步恢复患者免疫机能，有利于肿瘤的进一步治疗。

一、针刺

（一）刺血拔罐

操作方法：在带状疱疹周围用梅花针或三棱针点刺后拔罐，每次留罐10分钟，隔日1次。

《素问·血气形志》曰："凡治病，必先去其血。"《素问·针解》曰："宛陈则除之者，出恶血也。"《医宗金鉴·刺灸心法要诀》记载："拔火罐，吸尽恶血为度。"刺血拔罐通过直接刺破体表病变络脉或络脉的分布区使之出血，继而通过罐的吸拔之力将体内的瘀血、邪气拔出体外发挥治疗效应，是治疗带状疱疹最快最有效手段。

（二）火针疗法

操作方法：在疱疹四周或疱疹处应用火针围刺，每日 1 次，可起到较好的治疗效果。

火针温补阳气并促进气血运行、疏通经络、祛湿消肿，可直接将瘀血、痰湿等有形之邪及风、寒、湿等无形之邪从针孔排出体外；第二火针通过针刺局部，达到"火郁发之"之功，起到引热外达、清热解毒的功效。

二、典型病例

案例 1：刺血拔罐治疗带状疱疹验案

患者男，72 岁，北京人。2010 年夏某日突发左胁下疼痛，日渐加重，疼痛部位渐起水泡，遂到某西医院皮肤科就诊，大夫言其为带状疱疹，又言缠腰龙，患者为国学名家，听说是缠腰龙，此乃中医名词，其本喜好中医，马上让司机开车来找我就诊。

在其皮损疼痛处刺血拔罐一次后疼痛消失，仅留轻微局部麻木。

7 天后再予刺血拔罐一次，诸症消失。

按语：带状疱疹患者口服瓜蒌甘红汤效果也很好。

三、饮食生活调护

恶性肿瘤带状疱疹患者应进食清淡，易消化，营养丰富，高维生素为主，如粥、面、牛奶、鸡蛋及蔬菜水果等。

忌食辛辣温热、肥甘厚腻之品。

第八章　吞咽困难

吞咽困难是指因食物在从口腔运送至胃的过程中受到阻碍而引起的一组症状，主要表现为进食哽噎，或吞咽费力，伴有或不伴有吞咽疼痛、饮水呛咳，严重时可出现食物不能咽下，甚至滴水不进，属于机械性吞咽困难，尤以进食干硬粗糙食物时最为明显，多为食管癌首发症状，也是食管癌患者常见症状，常见于中晚期食管癌患者，容易引起营养不良、电解质紊乱等不良后果，严重影响患者的生活质量。此外吞咽困难对患者产生较为严重的心理负担，影响患者的预后。针刺治疗吞咽困难简便效廉。

一、针刺

（一）刺络

基本穴位：金津、玉液。

1mL 注射器针头平行于血管刺入，先舌尖静脉后舌根静脉，先舌中心静脉，后舌边静脉，针刺出血后嘱患者尽力唑血，吐出，刺血结束后用清水漱口。

（二）刺血拔罐

基本穴位：肺俞、心俞、膈俞、厥阴俞、肝俞、胆俞、脾俞、胃俞等及皮下结节。

对食管癌尤其是食管癌放疗后引起的局部水肿较重的吞咽困难效很好，往往一次就可以明显缓解。也可治疗甲状腺癌消融术后局部水肿引起的声音嘶哑。

二、典型病例

案例 1：金津玉液刺络治疗食管癌哽噎验案

患者男，55 岁，辽宁省沈阳人。2013 年 9 月底因食管癌两年，进食哽噎两月，滴水难进 1 月来诊。就诊时患者不敢饮水，哪怕吞咽唾液即明显呛咳，甚是痛苦。遂在金津、玉液刺络，让其尽量噏吸，患者不停吐出暗红色血液 100mL 左右，胸闷缓解，可以深吸气，嘱其饮水，患者皱眉头不敢，再三鼓励下，小口饮水，试着慢慢下咽，竟然没咳嗽，再饮一口，慢慢下咽，还是没咳嗽，直呼太神奇了，遂将一瓶矿泉水一饮而尽，还是没有呛咳。傍晚去亲戚家就餐，喝了 1000mL 小米粥，直说没喝够！

三、饮食生活调护

饮食宜流质或者半流质，清淡有营养。避免过硬、过咸、辛辣、热、烫等刺激饮食。

第九章 口 干

口干是肿瘤患者的常见症状之一。其发生主要有两种原因，一是由肿瘤本身引起的阳热内盛或阴虚火旺；二是肿瘤治疗引起的口干，如放疗在中医被视为热毒之邪，最易耗伤津液，或应用燥热之性的化疗药（如伊立替康）亦可伤津耗液，引起口干。

一、针刺

基本穴位：廉泉、天荣、金津、玉液。

操作方法：针刺廉泉穴（针尖指向舌根方向）、天荣穴（针尖向咽后壁）可迅速生津；金津、玉液点刺可刺络泻火，瘀火得去，津液得生，口干可迅速缓解。

上述针刺方法，不仅可缓解口干，还能缓解咽痛、咽部不适。

二、典型病例

案例 1：针刺治疗口干验案

患者男，41 岁，天津人，2013 年 8 月初就诊，患者口干 10 年，日渐加重，口中唾液很少，以半流食为主，曾咨询很多家医院，查无原因。口服中药 3 个月也毫无效果。经人介绍来诊，予廉泉、天荣、金津、玉液、太溪、照海针刺，一次后觉口中有明显唾液，可食固体饮食，继续针刺 10

余次，口干明显好转，生活无碍。

三、饮食生活调护

低盐饮食，忌辛辣，戒烟戒酒。

放化疗不良反应篇

第一章 发 热

发热分为感染性发热、中枢性发热、不明原因的发热。癌性发热属于非感染性发热，为肿瘤相关或在治疗肿瘤过程中出现的发热，是肿瘤患者常见的临床症状之一，临床表现多为低热，持续时间可达数周以上，抗生素治疗无效。其致病机理目前尚未完全清楚，可能与肿瘤细胞自身产生内源性致热源或者肿瘤细胞释放的抗原物质有关，肿瘤组织自身坏死或治疗后坏死释放肿瘤坏死因子，也可导致机体发热。西医治疗主要采用物理降温及退热药物如非甾体类抗炎药或糖皮质激素治疗，化学药物副作用较大不宜长期使用。

癌性发热属于"内伤发热"范畴，主要分为虚实两大类，实证主要指湿热、火毒、气滞血瘀、痰凝郁滞等郁而发热，虚证主要指气虚、血虚、气阴两虚引起发热，病情复杂时可虚实夹杂。我科采用针刺或者艾灸等外用法，结合中药内服，疗效确切。

一、针灸

（一）刺血拔罐

基本穴位：大椎穴

适用于实热患者。大椎穴属督脉，位于第 7 颈椎棘突下凹陷中，为手足三阳经与督脉的交会穴，具有疏风解表、清解里热的功效，通过刺血拔罐可使热随血出，外泄火毒蕴热。

（二）针刺

基本穴位：十宣穴

适用于实热患者。《针灸大成》记载："十穴，在手十指头上，去爪甲一分，每一指各一穴，两手指共十穴，故名十宣。"十宣穴位于手指末端，为阴经和阳经的交会之处，具有疏导清热的功效，针刺十宣可迅速泻诸经之邪热，从而使脏腑蕴积之邪热得以宣泄，起到良好的退热作用。

（三）艾灸

基本穴位：百会、大椎。

适用于虚热患者。癌性发热属于"内伤发热"范畴，在临床中部分患者发生在午后或傍晚，且多为低热，伴有乏力、肢凉等表现，该类患者多以阳气亏虚为基本病因病机。肿瘤对机体的消耗及临床上过用寒凉药物，导致阳虚阴寒内盛，加之午后阳气渐衰，临床表现为发热欲近衣，形寒怯冷，四肢不温兼少气懒言、倦怠乏力等，治疗上应温阳益气散寒。艾灸疗法可温阳散寒，且简单易行，经临床证实可有效治疗癌性发热，选穴为百会和大椎两个穴位，需先艾灸大椎穴再艾灸百会穴，每个穴位半小时即可。

二、典型病例

案例 1：艾灸治疗化疗后白细胞低下发热验案

患者男，53 岁，北京人。2008 年 10 月初就诊，小肠低分化腺癌术后复发，化疗后白细胞降至 1.4×10^9/L，粒细胞仅为 0.7×10^9/L，患者无力、发热，体温在 38.0 ～ 38.9℃，因无感染迹象不宜用抗生素，只好采取中医办法。

予艾灸百会、大椎，先灸百会，后灸大椎，每穴 30 分钟。

灸治一次后热退，之后未见发热。患者自述在艾灸百会时头部觉凉，艾灸大椎时觉有热从颈部向下传至全身，甚是舒服。

案例 2：艾灸治疗肺癌癌性发热验案

患者女，48 岁，北京人。2014 年 3 月初就诊，为肺腺癌患者，同时伴有类风湿性关节炎，体弱不能手术、放化疗，遂求中医药治疗。患者手足关节变形、膝关节变形，行走困难，来诊时发热，下午 2、3 点开始，最高 39℃，无汗，无畏寒，发热时关节疼痛，夜晚 9、10 点热自退，嘱其回家后艾灸百会、大椎，2 周后复诊，诉说开始艾灸百会、大椎时半小时后热退，身体变得舒适，可 3 天后退热效果不明显了，仔细询问得知，开始数日由其丈夫艾灸，后来丈夫忙，用灸盒自行艾灸。遂告知患者不能用灸盒艾灸，一是用灸盒艾灸温度不能达到要求，二是应用灸盒穴位定位不太准，再次嘱咐回家后用艾条直接灸，回家后认真艾灸 5 天后未再出现发热。

肿瘤患者发热很常见，癌性发热、放化疗后白细胞低下引起的发热可用艾灸百会、大椎穴退热，效果理想。发热属于实症者可单用大椎刺血拔罐即可；咽喉肿痛者加用少商刺血。

三、饮食生活调护

补充由于体温增高丧失的水分，可饮开水、菜汁、米汤、绿豆汤等。

忌用浓茶、咖啡、酒精饮料及具有刺激性调味品，并限制油腻的食物，如油煎熏烤炒炸的食物。

避风寒。

第二章　食欲减退

食欲减退是肿瘤科常见症状之一，食欲减退既可由放化疗引起，也可由肿瘤进展引起，肿瘤生长会抑制患者食欲，食欲减退造成免疫功能低下促进肿瘤生长。西医学治疗食欲减退疗效差强人意，我们在改善肿瘤患者食欲减退方面有许多独到经验可供参考。

一、针刺

（一）刺血拔罐背腧穴

基本穴位：肝俞、胆俞、胃俞、脾俞、大肠俞等穴位及其周围皮下结节。

操作方法：刺血拔罐，3 天一次，一般 1 次见效。

适应证：脏腑虚损、经脉不通者有效。刺血拔罐可明显疏通经络、振奋脏腑功能。

（二）芒针沿胃四周围刺

操作方法：沿着胃在体内的解剖位置，据内脏位置可选择针刺深度（注意避开肺脏），间距 2cm，一般 1 分钟内就会出现饥饿。

（三）刺络

基本穴位：金津、玉液。

相关操作见前面叙述。

二、典型病例

案例 1：食管癌患者不思进食刺络拔罐验案

患者男，62 岁，四川省什邡人。2009 年 9 月初就诊，食管癌术后、放化疗 6 月后，患者逐渐食欲减少，复查胃镜未见异常，当地主管医生用各种方法，无效！时值我在此地援建，用金匮统元方 3 剂无效，抓耳挠腮，考虑脏腑虚损、经脉不通。应用刺血拔罐治疗。

用肺俞、肝俞、胆俞、脾俞、胃俞、膈俞、肾俞等穴位刺血拔罐。

周五下午实施刺络拔罐，周日下午来电告知，已有食欲。该患者为反应较慢者，大多数患者往往刺血拔罐后 3～4 小时就有食欲。

案例 2：胃癌术后伴腹腔广泛转移芒针围刺验案

患者男，61 岁，湖北省武汉人。2014 年 8 月中旬诊视，为胃中低分化腺癌术后（切除 2/3）一年余，腹腔淋巴结转移、胰腺转移，偶少量进食两月余，人已皮包骨，卧床，诸药无效，家属甚急，延余会诊，见之，述："胃部饥饿甚不适，但饭在口中咀嚼难于下咽，每日把粥从碗中拨出再拨出，每天勉强进食一两粥。"遂在胃的四周针刺，5 分钟后胃部有饥饿感，但仍口中无味，10 分钟其妻端来米粥一小碗，不一会儿饮尽，自述口中感到米香。20 分钟后起针，食欲大增，患者复进白粥一碗。感叹针灸之神奇，中医之神效。

三、饮食生活调护

宜进食清淡、易消化食物，少吃多餐，忌寒凉、辛辣、黏腻之品。

第三章　骨髓抑制

绝大多数的抗肿瘤药物及放疗均可引起不同程度的骨髓抑制，表现为白细胞、红细胞、血红蛋白以及血小板的减少，主要是白细胞，尤其是粒细胞减少最为显著。其原因在于恶性肿瘤细胞不同于正常细胞，主要在于其异常增殖的能力，化疗药的设计初衷是杀灭增殖快的细胞，而骨髓细胞相对于其他正常细胞，增殖较快，所以化疗药物会出现骨髓抑制。

目前应用最多的是粒细胞集落刺激因子、粒细胞巨噬细胞集落刺激因子，它主要是促进粒细胞成熟尽快释放到外周血中，多次应用后就会无效，而且少数患者可见骨髓衰竭、肾衰竭以及急性肺损伤等。

白细胞、血小板、红细胞来源、发育不尽相同，其作用各异，这也决定了治疗上不能一概而论。可我们中医同行多以健脾补肾造血提升血象论之，三者不能分而治之，疗效极为不理想，起效非常缓慢，难以跟上放化疗节奏。笔者从理论探源及临床观察中认识到，白细胞和卫阳有关，血小板和肝脾有关，红细胞和脾肾有关。正确认识了血液各成分与中医对应的理论后，合理正确应用中药／艾灸升高白细胞效果快且持久，刺血拔罐升高血小板效果好且快，中药／艾灸升高血红蛋白也有较好的效果。我们在改善骨髓抑制方面有自己独到、迅捷、高效的方案。艾灸升白、刮痧升粒、刺血拔罐升血小板已经被许多医院广泛应用，患者反应极其良好，极大增强应用传统医药治疗肿瘤患者骨髓抑制信心。

第一节　白细胞

中医升高白细胞首先要从理论上重新认识，在分析了白细胞的生理特点、临床症状和治疗规律，进而发现其与中医"卫阳"理论的相关性。

根据白细胞减少的临床症状如面色㿠白、乏力、易外感邪气，重度白细胞减少出现嗜睡，属于中医"卫阳不固、阳气亏虚"的范畴，而非单纯的气虚或者某一脏腑亏虚。

白细胞寿命短，白细胞以粒细胞占多数，其生理特点是在循环中只停留 6～8 小时，而在机体中最多不超过 3～4 天，远比血小板（7～14 天）和红细胞（120 天）的细胞周期短，这与中医所言"阳易骤升，阴难速成"的认识一致。

白细胞日节律特点：每日凌晨较低，而 14 时左右较高，从中医角度应用天人合一认识，《素问·生气通天论篇》云："阳气者，一日而主外，平旦人气生，日中而阳气隆，日西而阳气已虚，气门乃闭。"凌晨白细胞偏低恰为体内阳气不足之时，14 时左右较高，恰为"日中而阳气隆"之时。

白细胞的生理作用主要为吞噬异物作用，从而实现防御与保护的作用，而中医卫阳的主要作用即为抗御外邪，《素问》云："卫气者，所以温分肉，充皮肤，肥腠理，司开阖者也。卫气得复，则邪气乃索。"

白细胞升高，主要多见于感染性疾病，治疗以抗生素抗感染为主，而中医多投以清热解毒之品，间接反证了白细胞降低，证属阳相对不足，卫阳虚弱。

根据以上五点，说明白细胞与中医"卫阳"理论密切相关，因此可寻求扶助卫阳的方法，以达提升白细胞的效果。卫阳从哪儿来？有两个说法，一个是从下焦来，一个是从命门来，《内经》里谈到的大多是从下焦来，从下焦通过肺布达全身，故而要补下焦。

一、针灸

（一）艾灸

基本穴位：气海、关元、足三里

操作细节：升白艾悬灸气海、关元、足三里，每穴每次30分钟以上，以皮肤耐受为度。

一般3天后白细胞升至正常。艾灸升白选穴，第一要穴是关元。何谓关元？就是关藏元气之所，灸关元能充养元气；关元位于任脉，任脉为阴脉之海，灸关元还能补阴，以阴中求阳，而且关元是小肠的募穴，人体主要靠小肠吸收营养，故关元是升白的一个很重要的穴位。第二要穴是气海，气海是气聚集、居住的地方，补气海就能补肺气，肺气足则肺的宣发功能增强，从而使阳气布散全身。选用足三里是取补后天以补先天之意。

（二）药灸

基本穴位：神阙。

操作细节：取附片、血竭、当归、干姜、肉桂、冰片、黄芪等份，研细末，取适量，敷脐，外用升白艾艾条灸治，每日一次，每次1小时。此方法也有很好疗效。

二、典型病例

案例1：艾灸治疗卵巢癌多程化疗后白细胞降低验案

患者女，57岁，北京人。卵巢癌术后复发，经过30多次全身化疗后，白细胞为0.8×10^9/mL，反复肺部感染，诸多中西药物无效，患者怕冷，要求住阳面病房，食欲差，爱感冒，舌暗红，脉细。

升白艾艾灸气海、关元、足三里，每次每穴30分钟，每天一次。

3天后白细胞升至4.5×10^9/L，之后化疗未再出现过白细胞下降。前后已全身化疗50次。

艾灸升白效果非常肯定。假如疗效不佳有三个因素，一些医者不自信，往往患者艾灸一两天白细胞没升上来就给患者皮下注射升白针；二是患者艾灸力度不够，皮肤一烫就挪开艾条，这样效果不好，必须灸到皮肤耐受为度；三是艾条质量，必须是升白艾才可能有好的效果。有一位卵巢癌患者化疗 40 次了，一直艾灸，有一次在化疗之前白细胞 $3.34 \times 10^9/L$，中性粒细胞 $1.41 \times 10^9/L$，主管医生要给患者打升白针，家属拒绝，要主管医生给两天时间，让患者回家好好艾灸，医生很疑惑，患者一直非常认真艾灸，血象还这样！认为再怎么艾灸也没用！患者下午回家艾灸，用升白艾艾灸中脘与气海各一小时、关元两小时，第 2 天早晨白细胞 $6.06 \times 10^9/L$，中性粒细胞 $2.63 \times 10^9/L$。

艾灸升白是增强骨髓造血机能；粒细胞集落刺激因子主要是促粒细胞成熟释放到外周血，两者联合应用可以互补，明显提高疗效。此外在膀胱经、督脉刮痧可迅速升高粒细胞。

三、饮食生活调护

白细胞减少时，整体抵抗力差，应当格外注意避免着凉，适当多穿衣；注意口腔卫生，不食生冷、不洁食物。

第二节 血小板

血小板寿命为数天，有凝血止血的作用，在中医理论中，与凝血相关的脏腑主要是肝和脾，脾能运血、肝能藏血，全身血液的正常运行，通过肝脾的"运""藏"结合达到平衡。肝脏、脾脏的功能与血小板功能密切相关，故可以通过调理脾、肝来升血小板。

一、针刺

基本穴位：脾俞、肝俞及其周围皮下结节

操作细节：对上述部位刺血拔罐，3 日一次。每周血小板可升高 2 万左右。该方法简单实用，较 IL-11 起效要快且疗效持久。

二、典型病例

案例 1：刺络拔罐治疗胆管癌健择化疗后血小板下降验案

患者女，60 岁，浙江人。为胆管腺癌锁骨上淋巴结转移，2020 年 8 月初化疗，采用健择联合替吉奥方案，化疗一周期，血小板降至 4.7×10^{12}/L，患者自述在手术后化疗过程中血小板曾降到 3.0×10^{12}/L，用 IL-11 无效未能完成 6 个周期化疗。主管医生曾予肝俞、脾俞及周围皮下结节处刺血拔罐，第 2 天检测血小板降为 4.1×10^{12}/L，患者拿着报告单来找我，我为患者标记好肝俞、脾俞，并让主管医生刺血拔罐治疗，治疗后一天血小板升至 8.9×10^{12}/L，再次治疗检测血小板升至正常。在我处化疗四个周期，血小板一直在正常范围。患者原浙江主治医生不仅赞叹针刺配合化疗疗效，还称奇针刺升血小板的疗效。

升血小板时刺血拔罐取穴必须准确，否则效果不佳。如若血小板较低，未见皮下脏器出血，可以刺血拔罐治疗，不会引起出血不止，而且只要选穴准确治疗到位血小板会迅速升至正常，效果远比 IL-11 好。

三、饮食生活调护

防止出血是血小板减少患者最应关注的问题，防止磕碰，避免情绪过激，饮食易清淡、好消化。忌辛辣刺激食物。

第三节　血红蛋白

红细胞寿命长，有 100 ～ 120 天，主要作用是携带氧气。携带氧气是通过肺来完成气体交换，故而红细胞和肺密切相关。中医认为肺气不能自生，主要靠脾土化生。红细胞受损应该是久病才可伤及，病久及肾，可见血红蛋白与脾肾密切相关，而且肾脏合成促红细胞生成素，所以升血红蛋白要靠补脾滋肾。补脾、补肾可以充养肺气，脾胃为气血生化之源，肾元为五脏六腑的原动力，肺气恢复血红蛋白才能上升。

此外，大家看看血小板、白细胞、红细胞的分工很细，红细胞相当于皇帝，寿命长，最不容易受伤；血小板相当于大臣，不容易被替换；白细胞相当于卫兵，随时可以调换。中医讲，卫行脉外，营行脉内，看看血管内的血液，白细胞在外面，可以穿透血管壁，相对偏热，也比较活跃，可以四处游走，是卫兵，保护血小板和红细胞，同时保证氧气输送全身；血小板，劝谏皇帝，督促其工作，不让其懈怠，表现为防止红细胞聚集和凝血；红细胞作为一国之君，携带氧气营养全身，即所谓的"皇恩浩荡"。三者各司其职，各有所用，协调工作，从而保证血液的正常活动。

一、艾灸

基本穴位：膏肓、膈俞、脾俞、肾俞、命门。

操作细节：壮元艾悬灸这些穴位，自上而下，每次每穴 30 分钟，每天一次。

二、典型病例

案例 1：艾灸升高血红蛋白验案

患者女，56 岁，北京人。为卵巢癌 IV 期，既往多次化疗，3 次手术治疗，此次复发后在我科 TC 化疗两个周期，贝伐单抗联合 GP 方案化疗 1 周期后出现中度贫血（HGB71g/L，2018 年 12 月 17 日），发现贫血后嘱其艾灸单侧膏肓、膈俞、脾俞、肾俞以及命门，血红蛋白持续上升，目前贝伐株单抗联合 GP 方案化疗第 4 周期中，血红蛋白维持在 95g/L（2019 年 1 月 25 日）。

案例 2：艾灸升高血红蛋白验案

患者男，60 岁，河北人。为肺腺鳞癌，未行手术治疗，发现时即为 IV 期，我科行 TP 方案化疗 6 次，安罗替尼联合 GC 方案化疗 1 周期后出现中度贫血（HGB79g/L，2019 年 1 月 13 日），发现贫血后嘱其艾灸单侧膏肓、膈俞、脾俞、肾俞以及命门，血红蛋白持续上升，目前第 2 周期安罗替尼联合 GC 方案化疗结束，休息中，服用安罗替尼期间查血红蛋白 HGB100g/L（2019 年 1 月 21 日）。该患者出现贫血为第 2 次使用安罗替尼联合 GC 方案化疗前，因此整个艾灸以及查血为住院期间，艾灸后血红蛋白升高的速度让我们难以想象，仅 8 天血红蛋白上升 21g/L，其间还在进行化疗。

在血源紧张的情况下艾灸能迅速升高血红蛋白绝对是一支兴奋剂，而且红细胞是免疫细胞，在维护患者免疫功能方面的作用不可小视。此外我的金匮统元方在升血红蛋白方面也有很好作用。

三、饮食生活调护

饮食多吃点动物的血制品和绿叶蔬菜。不食生冷、过甜、过咸之物。

第四章　恶心呕吐

恶心呕吐是化疗最常见的毒性反应，严重呕吐可致脱水、电解质失调、衰弱及体重减轻，可能导致患者拒绝接受有效治疗。西医学止吐药物作用很强，但也有缺陷，有的患者应用西药止吐后因胃内潴留物滞留反而不适。而且不能解决厌油腻和有严重的头痛、便秘等副反应。

中药有很好的止吐作用，它不仅可以止吐，还治疗厌油腻，且无明显便秘、头痛等副反应，常用方法包括针刺、中药敷脐等。

一、针刺及穴位贴敷

（一）毫针针刺

基本穴位：中脘、足三里、内关、阴陵泉、公孙、太白、神门等穴位。

操作细节：除足三里、阴陵泉针刺深度 2.5～3 寸外，其余穴位针刺 1 寸。每日一次，每次 30 分钟，用泻法。注意阴陵泉、神门这两个穴位必不可少。如仍呕吐，加期门穴。

（二）刺血拔罐

基本穴位：脾俞、胃俞、肝俞、大肠俞及其周围结节

操作细节：刺血拔罐，3 日 1 次。

（三）穴位贴

温胃暖气贴（我的经验用方）外敷神阙穴、中脘穴，24 小时换药一次。穴位贴敷作用时间长，疗效好，不通过胃肠道吸收，生物利用度高，且外

用方便。

（四）其他治疗方法

第二掌骨按压：本方法基于张颖清教授的生物全息疗法，按压第二掌骨对应脾胃的部位。绝大多数患者按压此处有剧烈的酸胀疼痛感，恶心呕吐及胃部不适的症状一般在按压 1 分钟之内缓解。

二、典型病例

案例 1：穴位贴敷治疗骨肉瘤化疗剧烈呕吐验案

患者女，18 岁，唐山人。患右股骨远端骨肉瘤，术前新辅助化疗，在北京某医院住院化疗过程中剧烈呕吐，滴水不进，每日抱饭盆于胸前接呕吐物，甚是恐惧化疗，化疗 1 周期体重下降 5 公斤。

2008 年 6 月在我科化疗，给予温胃暖气贴敷脐后未再出现化疗呕吐。

案例 2：刺血拔罐治疗乳腺癌顽固性呃逆验案

患者女，40 岁，辽宁省大连市人。乳腺癌术后化疗多年后，无明显诱因出现顽固性呃逆，影响进食，在当地就诊中西药治疗 1 年后无效，已不能上班，2012 年 3 月千里迢迢来找我诊治。

考虑患者胃气虚、痰气上逆所致。予旋覆代赭汤加减配合背腧穴刺血拔罐。

1 周后明显缓解，偶有呃逆，轻微且短暂，2 周后呃逆消失，1 年后随访患者未再出现呃逆。

案例 3：针刺治疗宫颈癌化疗剧烈呕吐验案

患者女，39 岁，湖南省长沙人。患宫颈小细胞癌 1 年，放化疗后复发来我科化疗，化疗过程中恶心呕吐明显，不能进食。主管医生常规给予中脘、足三里、内关、阴陵泉、公孙、太白、神门针刺后仍然恶心欲吐，没有食欲。我巡视病房时查其脉，为肝郁、腑气不通，遂在原基础上加期门、府舍，仅仅 5 分钟，患者恶心消失、感到饥饿。

针灸不仅能治疗剧烈呕吐，还能很好治疗恶心、改善食欲。穴位贴敷不仅有穴位作用，还有药物作用，且较针刺作用时间长，持续起效。

三、饮食生活调护

化疗期间，进食宜清淡、易消化、营养丰富的饮食。进食前后宜清洁口腔。呕吐病人采取适当体位，避免呕吐物吸入气管内。

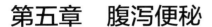

第五章　腹泻便秘

第一节　腹　泻

　　肿瘤患者在放化疗过程中往往会出现治疗相关性腹泻，其中引起腹泻的化疗常用药物有：伊立替康、5-Fu、希罗达等；直肠癌、宫颈肿瘤放疗后会引起放射性肠炎出现腹泻。腹泻不仅会影响口服药物吸收、降低患者的生活质量，严重者还可能会导致水和电解质紊乱、感染等，导致放化疗被迫中断，影响治疗的进行。西医学多用思密达、黄连素、复方樟脑酊、易蒙停等，疗效不甚理想。针灸治疗放化疗腹泻效果好，起效快。

一、针灸及穴位贴敷

（一）针刺

　　基本穴位：足三里、上巨虚、下巨虚、阴陵泉、公孙、太白、八髎等。或天突、百会等。

　　操作要点：天突穴选取天突及周围怒张血管或压痛点，用注射器针头或泻血针点刺出血；百会穴采用合谷刺。

（二）火针

　　基本穴位：八髎。

　　适用于放疗引起的腹泻或低位前切除综合征。

（三）艾灸

基本穴位：神阙

操作要点：用艾条灸治神阙穴，每日一次，每次至少 30 分钟以上，适用于化疗引起的腹泻。

（四）穴位贴敷

基本穴位：神阙。

操作要点：化疗引起的腹泻，用五倍子研细末，敷脐，每日一次，每次 24 小时。放疗引起的腹泻、肛门灼热疼痛，可用云南白药敷脐，每日一次，每次 24 小时。

二、典型病例

案例 1：艾灸治疗结肠癌术后 14 月腹泻验案

患者男，52 岁，北京人。2011 年 10 月行左半结肠中分化腺癌手术，因分期早未行放化疗，可手术后胃肠一直不适，有一次不慎着凉后就开始腹泻。起初一天两三次，后来严重到一天十来次，到医院做检查，没有发现复发转移迹象，大便常规未见异常，西药用了止泻、调节菌群紊乱的药物没有疗效，西医建议找中医治疗，找到北京某中医院肿瘤科主任，开了中药，吃了足足十几个月，腹泻时好时坏，后来其妻上网查到我介绍艾灸神阙治疗腹泻，将信将疑的在淘宝网买了艾条，按着要求艾灸，不到两天，14 个月的腹泻就止住了，直至后来再没有腹泻过，不仅腹泻止住了，而且多年的手足冷的毛病也没有了，精神明显好转。

案例 2：综合治疗放射性肠炎验案

患者女，43 岁，吉林省延吉市人。患直肠癌手术，术后行放疗，放疗后两个月开始少量便血，因为以前有严重痔疮未引起重视，之后每天便血 300mL 左右，而且发现内有烂肉（坏死脱落的肠黏膜），每日如此，一周后在 2012 年 8 月初入院治疗，请全院相关科室会诊，肠镜示黏膜溃疡严重、遍布出血点、充血严重，禁食水、嘱卧床，凝血酶灌肠，同时口服清理肠道方、烧干蟾，因其口服汤药后便血增多，主管医生不敢让其口服汤药，我坚持让其口服烧干蟾。后两天随诊日见好转，就把此事搁置一边。半月后其熟人（院领导）告知我必须参与治疗，我询问才知患者病情反复，症状如前。我再次会诊询问患者有多长时间没吃烧干蟾了，患者告知 3 天，因为未买到药物故而未能服用，而且也就是这三天便血增多。我告诉她必须口服烧干蟾，而且口服清理肠道方，口服清理肠道方开始会引起大便增多，之后大便次数会慢慢减少，患者无奈地看着我，主管医生已经告诉她这病如能好最快 4 个月，最慢也要 8 个月，她痛下决心如若不能治愈就直接把放射性肠炎部分手术切掉。我坚定地告诉她，最快半个月能明显缓解。我按原方案治疗，便血日渐减少，某晚其夫打电话说患者肛门灼痛，排便时更甚，不能端坐，压迫肛门时更难以忍受，请肛肠科会诊认为是肛瘘，目前无法手术，也没办法肛门指诊。我在百会穴合谷刺、天突与大椎穴刺血，第二天肛门灼痛缓解，连用数日后症状消失；后又排气即大便，腹胀如鼓，气在肠内运转，不能下行，遂在上巨虚、下巨虚刺血拔罐治疗，两次后症状缓解；之后动则排便，考虑中气不足，用黄土汤加蒲黄炭、烧干蟾，大便正常，肠镜检查基本正常。之后肛门痒而排便次数增多，用夏枯草、当归、蜈蚣、芒硝、熊胆粉水煎外洗，3 日后症状消失。我接手前后不足一个月。患者出现症状之多、之重，前所未见，实在是艰难的治疗之旅。

三、饮食生活调护

宜清淡饮食，忌食辛辣刺激、生冷寒凉、高脂肪及煎炸熏烤等食物。此外注意腹部、足部保暖。

<h1>第二节 便 秘</h1>

便秘是以排便频率减少为主，一般每 2 ～ 3 天或更长时间排便 1 次（或每周 <3 次），同时可能伴有粪便量减少、粪便干结、排便费力等。便秘在肿瘤患者中颇为常见。首先肿瘤患者对疾病本身的恐惧，导致患者出现精神抑郁、紧张，胃肠道功能失调，引起便秘；其次某些化疗药物（如铂类）及止吐药（如 5–HT$_3$ 受体拮抗剂类等）导致肠道蠕动减慢，长时间使用导致大便干结，从而发生便秘；另外，阿片类药物是治疗癌性疼痛的重要药物，但阿片类药物在止痛的同时导致肠道蠕动功能减弱，引起便秘；晚期肿瘤患者往往比较虚弱，活动减少，甚至长期卧床，而且晚期患者饮食摄入常常不足，这些均会引起胃肠蠕动减弱，导致便秘。针灸治疗便秘效果好。

<h2>一、针刺</h2>

<h3>（一）毫针针刺</h3>

基本穴位：支沟、天枢、大横、腹结、府舍、上下巨虚、水分、期门、足三里等穴。

操作要点：根据病因病机选用以上数穴，用泻法。

<h3>（二）刺血拔罐</h3>

基本穴位：八髎、大肠俞等穴。

操作要点：以泻血器在腰骶部腧穴或结节处点刺，再施以拔罐，使其出血，治疗粪便在直肠者效果甚佳。

二、典型病例

案例 1：针刺治疗阿片类药物引起的便秘验案

患者女，51 岁，内蒙古自治区呼和浩特人。左肾透明细胞癌术后 1 年，腹膜后淋巴结转移引起的腹痛，腹痛绵绵，夜间尤甚，口服奥施康定后大小便不畅已数日，甚是痛苦，于 2017 年 5 月初诊治，予中脘、水分、期门、中极、府舍针刺，平补平泻，上午 9 点针刺，11 点大小便通畅。后停用阿片类药物，重灸中脘穴治疗腹膜后淋巴结转移癌痛。

中医治疗便秘方法众多，效果满意，在这里不再赘述。同时提醒大家医圣张仲景的蜜导煎对老年性的气虚型便秘、大便干燥效果很好。

三、饮食生活调护

在调理过程中，注重调整生活方式，养成定时排便的习惯，均衡饮食，适当增加膳食纤维，多饮水，适度运动。可以配合腹部顺时针按摩，加快肠道排空能够改善便秘。

第六章　中枢性及周围神经毒性

第一节　手足麻木

化疗作为恶性肿瘤的主要治疗手段之一，外周神经毒性是其常见的不良反应之一，临床表现为四肢末梢感觉异常、麻木、晨僵、遇冷加重等，可影响日常生活，如握笔、扣纽扣等精细动作及行走困难，进一步发展可造成夜间行走不稳。严重的神经毒性不仅影响了患者的生活质量，限制了化疗药物给药剂量，甚至不得不中止治疗，直接影响治疗效果。

化疗后外周神经毒性以关节感觉异常、活动受限为主要症状表现，与中医"麻木""不仁"的症状论述相似，应当属于中医"痹证"的范畴。《黄帝内经太素·经筋》曰："十二经筋，感寒湿风三种之气所生诸病，皆曰筋痹。"筋骨、关节的闭阻不通、血不养筋是痹证形成的核心环节，化疗药所致的周围神经毒性有其独特的特点，即四肢末端为主、遇寒加重，这与化疗导致的卫阳受损、阳气不达四末、寒湿等外邪侵袭有关，诚如《黄帝内经太素》所云："积寒留舍，营卫不居，塞肉缩筋，时不得伸，内为骨痹，外为不仁。"可见，气血不足，外邪侵袭是本病的核心病机，本虚而标实。

化疗后引起的外周神经毒性与化疗药物本身寒热属性有关，寒性化疗药更容易出现周围神经毒性。

其实，麻和木是两个不同的概念，病因也不完全相同。麻，多为气血不通，夹杂了寒湿；而木，从感觉上讲，比麻更严重一些，也有气血不通的因素，更多的是夹杂了痰瘀。

一、针灸

（一）刺血

基本穴位：指十宣、趾十宣。

操作要点：用三棱针刺血，尽量多挤出血液一般 1 次见效。

（二）艾灸

基本穴位：劳宫、涌泉。

操作要点：艾灸劳宫、涌泉穴，每次 30 分钟，每日一次。多在刺血后立即艾灸。

需要强调的是，上述两种方法应用时需要注意先后次序，一般先点刺出血，每周 1 ～ 3 次，刺血后立即辅以艾灸之法，效果最佳。原因在于刺血可以快速祛邪通络，改善手足末梢循环，促进血液循环，为后续治疗奠定基础，这与《黄帝内经太素·经络别异》所云："诸刺络脉者，必刺其结上，其血者虽毋结，急取之以泻其邪而出其血，留之发为痹。"如果邪气不能及时清除，则容易久治不愈。

二、典型病例

案例 1：刺血治疗手足麻木验案

患者女，31 岁，河北省石家庄人。为甲状腺癌肺转移患者，用 TP 方案加泰新生化疗，化疗过程中出现手足麻木。

中医辨证为血虚寒凝、瘀毒阻络。在手指、足趾的指（趾）尖放血，一次症状明显减轻，之后未再刺血，4 天后症状消失，即使化疗也未出现手足麻木。

三、饮食生活调护

化疗导致的手足麻木患者宜适食散寒祛湿的食物，如薏米、姜、红豆、山药等；忌油腻、肥甘厚味易生痰湿的食物，如烧烤、烈酒等；还要忌过咸饮食。化疗时手足要保暖，穿袜戴手套，不接触寒冷之物。

第二节　膀胱麻痹、排尿障碍

膀胱麻痹、排尿障碍在肿瘤科较为常见，或肿瘤压迫引起；或阿片类药物引起，西医学治疗效果有限，针灸治疗有较大优势。

一、针灸

（一）刺血拔罐

基本穴位：八髎及其周围结节。

操作要点：在骶尾相关穴位及穴位周围结节刺血拔罐，2 日 1 次。

（二）艾灸

基本穴位：长强

操作要点：悬灸长强穴，每日 1 次，每次 1 小时。

（三）火针

基本穴位：八髎。

操作要点：八髎火针刺入 2 寸，不留针。

二、典型病例

案例 1：刺血拔罐治疗排尿困难验案

患者女，38 岁，河南省鹤壁人。为乳腺癌腰 4、5 椎转移患者，MRI 显示肿物略压迫神经根出现脊髓压迫症状，大小便困难，右半侧臀部疼痛，尾骨到足跟麻木，患者去往全国各地，遍请名医，病情不轻反重，丧失继续生活的信心。2011 年 5 月初来诊。我让学生予腰阳关、关元俞、骶尾椎周围结节刺血拔罐。

当晚大小便通畅，臀部疼痛减轻，麻木好转，回家后自己继续刺血拔罐、艾灸，半月后右半侧臀部疼痛消失，只有尾骨麻木，没有酸痛的感觉，一月后坐卧走都没问题，只是感觉不对劲，轻轻跺脚，脚后跟及小腿有麻木的感觉。

案例 2：艾灸长强穴治疗尿失禁验案

患者男，65 岁，北京人。为膀胱癌术后，反复膀胱灌注，出现膀胱麻痹，小便失禁，每日 24 小时佩戴尿不湿纸尿裤，自嘲变为儿童。

用艾灸长强穴，每日 1 次，每次 30 分钟。

两天后白天小便自知，能控制，夜晚仍小便失禁，继续艾灸 10 天后，小便失禁治愈，从此之后小便正常。

案例 3：八髎火针治疗尿失禁验案

患者女，63 岁，北京人。为宫颈癌放疗后出现放射性肠炎、尿失禁，2020 年 12 月初就诊。给予八髎火针治疗一次，再未出现尿失禁，大便次数也明显减少。

排尿困难临证如能细辨病因，多能迅速起效，且疗效满意。

三、饮食生活调护

排尿困难的患者可适当食用利水除湿的食物，如玉米须、绿豆、薏苡仁等。饮水宜温、少量频饮。也可以在耻骨联合部位疼痛点点压，缓解尿失禁。

第三节　听神经损害

听神经受损无论化疗还是头颈部肿瘤放疗时均能见到，针刺治疗效果满意。

一、针灸

（一）刺络拔罐

基本穴位：下关、听宫。

操作要点：梅花针将上述穴位叩刺出血，继而拔罐。一般听神经损害引起的耳鸣、耳聋可迅速治愈。

（二）针刺

基本穴位：翳风穴。

操作要点：针刺 1 ～ 1.5 寸，要求针感有明显传入耳内。主要是刺激耳大神经。

二、典型病例

案例 1：刺血拔罐治疗放疗后耳鸣耳聋验案

患者男，60 岁，四川省什邡市人。这是我在 2009 年四川地震援建时治疗的患者，患者因鼻咽癌放疗后引起右耳听力下降，直至耳聋，同时发现外耳道出血后则听力稍有恢复。予下关、听宫等穴刺血拔罐。起罐的同时即见明显减轻，两次后听力基本正常。

三、饮食生活调护

应多吃含铁、锌丰富的食物，如紫菜、黑芝麻、黑木耳、鸡蛋、黄瓜、西红柿等。避免大分贝声音刺激。适当用力按压外耳轮廓，刺激耳道，可以协助改善听力。

第七章　放疗会阴痛

放疗是直肠癌常用治疗手段之一，放疗导致的肛门直肠痛（近年来肿瘤学届称其为放疗会阴痛）是其常见副反应，表现为肛门、会阴及臀部疼痛。其实，中医学对肛门直肠痛很早就有认识，称为"大肠疼痛""谷道痛"等。肛门又称为"魄门""魄门亦为五脏使"，说的就是"魄门"生理功能的正常发挥需要五脏协调有序，总的病机不离"不通则痛"和"不荣则痛"。保持大便通畅给邪热以出路，对缓解放疗后肛门直肠痛有一定作用。但阿片类止痛药会引起大便排出不畅，其治疗肛门直肠痛往往效果不满意。针刺是放疗会阴痛最有效治疗手段。

一、针刺

基本穴位：天突及周围怒张血管、百会、会阴、长强、委中等。

操作要点：天突及周围怒张血管、委中穴刺血；百会合谷刺；会阴穴、长强穴芒针针刺。

根据生物全息疗法，天突和大椎环形部位对应肛门的 12 点，针刺天突及周围可以治疗肛门疾病。百会属督脉之穴，百会合谷刺属远端取穴，也可治疗同经病变。肛门在会阴和长强之间，肛门疾病必取会阴、长强。部分患者会出现单侧臀部不适，在患侧委中刺血可迅速缓解臀部不适。

肛门直肠痛与盆底肌高张力、痉挛有很大关系。针刺会阴、长强可调节盆底肌的肌张力和 S3 骶前神经通路，从而缓解肛门直肠疼痛。

二、典型病例

案例1：针刺治疗放疗会阴痛验案

患者男，65岁，北京人。直肠上段中分化腺癌术后1月，为了行术后辅助化疗就诊于我科。2020年11月初就诊时表情痛苦，诉肛门疼痛，不能平卧，伴有排便次数增多，成型软便，每次量不多，每日频繁上厕所，自觉肛门坠胀，但如厕后不一定排便。舌暗红，苔白腻，脉沉细。根据患者症状描述，以及肛门指诊，结合术前放疗史，分析该患者为直肠癌术后放射性直肠炎，伴有肛门直肠痛，同时既往混合痔多年，术后加重。住院当日给予针刺治疗，穴位选择长强、会阴，同时选取百会穴。患者取侧卧位，位于下面的腿伸直，上面的腿屈膝抱在胸前。

长强穴，尾骨与肛门连线中点，持0.3mm×40mm针灸针，与皮肤呈45°向上斜刺入1寸，会阴穴取肛门和阴囊根部的中点，持0.35mm×75mm针灸针，垂直进针，针感要求患者酸胀明显方可；百会穴持0.3mm×25mm针刺浅刺，不要求针感。留针30分钟。

针刺后患者自觉肛门疼痛减轻30%，后考虑到患者排便次数多，嘱艾灸中脘、神阙、长强各30分钟。治疗1次后，患者当天夜间睡眠5个多小时。

由于该患者为术后辅助化疗患者，住院时间仅4日，这期间前后共治疗5次，后面几日治疗根据患者化疗出现的副反应情况给予辨证取穴，但此三穴每日必针刺。

到出院当日，患者排便基本正常，每日2～3次，成型便，且停用益生菌、思密达治疗，患者未诉肛门疼痛，无肛门坠胀感。

三、饮食生活调护

放疗后会阴痛患者首先要忌辣；第二忌生与冷、煎炸熏烤等不易消化的食物；第三要忌甜食；第四戒烟戒酒。